CHINESISCHE HEILKUNDE in unserer Ernährung

Dr. Guido Fisch

CHINESISCHE HEILKUNDE in unserer Ernährung

Ernährung nach den 5 Elementen und den Prinzipien der Akupunktur

SYNTHESIS VERLAG

Titel der Originalausgabe: Comment vous alimenter sainement selon les principes d'un médecin acupuncteur
erschienen bei: Editions Pierre-Marcel Favre, Lausanne

Übersetzung aus dem Französichen
von Christine Rassmann

Cover: Ingrid Breiding und Siegmar Gerken

Satz: ZERO-Photosatz, Rheinberg

87 10 9 8 7 6 5 4 3 2

CIP-Kurztitelaufnahme der Deutschen Bibliothek

Fisch, Guido:
Chinesische Heilkunde in unserer Ernährung :
Ernährung nach d. 5 Elementen u.d. Prinzipien d.
Akupunktur / Guido Fisch. [Übers. aus d. Franz.:
Christine Rassmann]. — Essen : Synthesis-Verl., 1983.
(Kosmo-Medizin ; Bd. 1)
ISBN 3-922026-21-4

NE: GT

ISBN 3-922026-21-4

Inhalt

Vorwort

Die vereinfachte und populäre Art, in der die Akupunktur in die westliche Welt der Medizin und der Heilkunst eingeführt worden ist, erscheint mir in solchem Maße von den Ideen der traditionellen chinesischen Medizin entfernt, daß dabei von Medizin nicht mehr die Rede sein kann.

Inzwischen gibt es zahlreichen Ärzte, die für gewisse schwierige Fälle geheimnisvoll ein paar Nadeln aus dem Hinterzimmer holen und ihrem Patienten, der auf die klassische Behandlung der Chemotherapie nicht angesprochen hat, sagen: „Wir werden's mal mit Akupunktur versuchen." Und wie oft muß man nicht Leute, die abnehmen oder mit dem Rauchen aufhören wollen, davon abhalten, ihr Heil in den mysteriösen Behandlungen eines Doktor X zu suchen, der ihnen unter einer bestimmten Adresse in Schwarzarbeit geheimnisvoll 1—2 Nadeln oder Ringe ins Ohr sticht, unter der Behauptung, lange Zeit bei irgendeinem alten Meister in irgendeiner Stadt des Fernen Ostens studiert zu haben; der Doktortitel dieser Leute stammt dann meistens von einer obskuren Akademie aus einem Land, in dem der Doktortitel nicht rechtlich geschützt ist.

All diese falschen, marktschreierischen und entwürdigenden Anwendungen einer alten Kunst, die den Menschen in all seinen Aspekten berücksichtigt, haben mich dazu gebracht, dieses kleine Buch zu veröffentlichen, mit dem Ziel, auf dem Weg über die Ernährung einige grundlegende Prinzipien der traditionellen chinesischen Medizin darzulegen. Diese Prinzipien müßten dem Leser zu der Einsicht verhelfen, daß jede rein symptomatische Medizin nur ein oberflächlicher Notbehelf ist, das Symbol einer materialistischen Zivilisation, die in höchstem Maße dem Mammon unterworfen und voll im Untergang begriffen ist. In der Tat zeigt nach Meinung der traditionellen chinesischen Medizin das Auftreten von Symptomen, daß der Mensch in all seinen Aspekten krank ist, d.h. spirituell, psychosozial, in seiner Ernährung, in seinen Reaktionen auf die Umwelt, in seiner Familie und schließlich auch politisch. Es ist nicht nur der Cholesterinspiegel, noch sind es Viren, noch die Bakterien, die den Kranken darniederliegen lassen, vielmehr ist es ein Zusammenwirken der genannten Faktoren, die ihn in solchem Maße aus dem Gleichgewicht bringen, daß schließlich auch Cholesterinspiegel, Viren und Bakterien bestimmte Symptome hervorrufen können, die dann durch die moderne Medizin, einschließlich der westlichen Art der Akupunktur, oberflächlich kuriert werden.

Was alkoholische Getränke anbelangt, so bemühe ich mich, nicht doktrinär zu sein. Es ist klar, daß jemand mit schwacher Verdauung, der von selber nicht genügend Verdauungssäfte produziert, seinen Flüssigkeitskonsum bei den Mahlzeiten verringern muß, um seine schon unzureichenden Verdauungskräfte nicht noch zu schwächen. Die Zufuhr von stärkenden Substanzen durch einen guten Wein oder Schnaps, in kleinen Mengen genossen, erscheint mir jedoch in einer harmonischen und ausgewogenen Ernährung durchaus vertretbar. Zum Wein möchte ich noch folgendes sagen: Ein sehr guter Wein, der gealtert und nach den Regeln der Kunst abgefüllt ist, enthält eine ganze Skala von Substanzen, die der außerordentlichen Alchimie der Natur entstammen. Diese Alchimie entfaltet sich meiner Ansicht nach am wunderbarsten in den großen Lagen der Bordeauxweine. Nach dem Genuß eines guten Jahrgangs aus einem der Bordeauxschlösser habe ich tatsächlich nie einen schweren Kopf gehabt, was ich von Burgunder und Weinen anderer Herkunft nicht sagen kann. Diese letzteren enthalten mehr Aldehyde und sind deshalb den Bordeauxweinen unterlegen.

Einleitung

Akupunktur und Ernährung: Die Bedeutung dieser beiden Worte wird in unserer merkantilen und pseudo-wissenschaftlichen Zivilisation oft verfälscht. Ich sehe sie anders, als sie meist verstanden werden. Die beiden ungleich erscheinenden Begriffe haben einiges gemeinsam, zumindest wenn man die Rolle betrachtet, die sie in der mehrere Jahrtausende alten Lebensweise Chinas spielen. Man kann diese beiden Begriffe nämlich als wesentliche Bestandteile dessen betrachten, was wir die traditionelle chinesische Medizin nennen oder im weiteren Sinne einfach: die orientalische Medizin. Es gibt sehr viele Koch-, Diät- und Ernährungsbücher, aber ich habe keines gefunden, was mich, im Lichte der orientalischen Medizin gesehen, befriedigt hätte. Es erschien mir daher sinnvoll, bei der Erstellung von Grundlagen für eine gesunde Ernährung von den Energiekonzepten der orientalischen Medizin im allgemeinen und der Akupunktur, die ich praktiziere, im besonderen auszugehen, einer Heilkunst, die die Nahrung als Medikament betrachtet.

Zeitungen und Zeitschriften veröffentlichen nach Belieben die widersprüchlichsten Diätanleitungen. Sie verleiten viele Leser dazu, blind dieses oder jenes Rezept zu befolgen, das in manchen Fällen nützlich sein mag, in anderen jedoch schädlich. Außerdem sind viele Kochrezepte für einen sehr widerstandsfähigen Magen gemacht. Heutzutage erfreuen sich immer weniger Menschen einer guten Gesundheit, und unsere zivilisierte und verfeinerte Ernährung, die die wesentlichen Bedürfnisse des Organismus nicht berücksichtigt, wird dem nicht abhelfen.

Die gleiche Widersprüchlichkeit herrscht unter den Veröffentlichungen über Akupunktur, Akupressur, Aurikulotherapie und andere ähnliche Heilmethoden, die mit viel Lärm angepriesen werden.

Viele Menschen halten sich für ganz gesund. Es ist jedoch klar, daß ihre Lebensweise sie früher oder später mit ernsthaften Problemen konfrontieren wird, selbst wenn sie nur gelegentlich leichte Störungssymptome wahrnehmen.

Viele Patienten kommen „nur" wegen Ängsten, Krämpfen in den Beinen oder Schlaflosigkeit zu mir. Wenn ich sie nach ihrer Verdauung frage, sind sie meist erstaunt. „Aber, Herr Doktor, ich bin gesund, da gibt es keine Schwierigkeiten . . ." Woher kommt dann der dicke gelbliche Belag auf der Zunge? „Ich habe oft Blähungen; auch etwas Sodbrennen, dagegen nehme ich übrigens Medikamente; der Stuhlgang verändert sich, je nach Nahrung; manchmal habe ich nach dem Essen ein wenig Kopfweh; ich befolge eine fettlose Diät; oft fühle ich mich nach dem Essen müde . . ." Was braucht es denn noch, um krank zu sein? „Aber Herr Doktor, ich habe organisch nichts, das ist nur eine vegetative Störung."

Der Patient möchte mir am liebsten selber seine Behandlung vorschreiben, indem er mir zu verstehen gibt, daß er über die Akupunkturanwendungen in seinem Fall gut informiert ist. Er weiß oft sehr gut, was er hat und woran er leidet. Aber er ist sich nicht darüber klar, daß er die Begriffe und ihre Bedeutung verwechselt: Gesundheit, organische Krankheit, vegetative Störung.

Es ist unausbleiblich, daß jede funktionelle Störung sich auf die Dauer in eine organische Störung verwandelt:

— Reizung der Gallenblase → Gallensteine
— Ängste → Angina pectoris → Infarkt
— chronische Gastritis → Anämie usw.

Aber es geht darum, die funktionelle Störung wieder ins Gleichgewicht zu bringen, was bei einer wirklich vorbeugenden Medizin auch geschieht. In diesem Zusammenhang ist eine gutverstandene gesunde Ernährung nach den Energieprinzipien, die ich weiter hinten ausführen möchte, ein unterstützendes Heilmittel.

Die Akupunktur ist dazu da, die Harmonisierung zu unterstützen, und *die Prinzipien der traditionellen chinesischen Medizin werden dem Kranken zu dem Verständnis verhelfen, daß die Behandlung nicht im Stechen bestimmter Körperstellen mit Nadeln und im Verschreiben einer Diät besteht, sondern vielmehr in einer bestimmten Lebensweise, die im emotionalen, sozialen, beruflichen und politischen Bereich geübt werden muß.*

1. Westliches und östliches Denken

Um das östliche Denken richtig verstehen zu können, muß man zunächst den Unterschied zwischen der westlichen und der östlichen Denkweise klar erkennen. Dazu stütze ich mich im wesentlichen auf die Arbeiten des deutschen Sinologen Professor Porkert.

Das westliche Denken ist analytisch und kausal; es seziert, zerstört sogar Zusammengehöriges, um die Ursache nur im Detail zu suchen. Was die Nahrung anbelangt, so haben wir im Westen die Gewohnheit, sie auf ihren Gehalt an Kalorien, Vitaminen, Spurenelementen, Kohlehydraten, Proteinen und Fettbestandteilen hin zu untersuchen. Die können wir wiegen und ihre Wirkung berechnen: soundsoviele Kalorien und Vitamine braucht der Mensch zum Leben. Unglücklicherweise wird er nach einiger Zeit krank. Warum? „Sicherlich liegt es nicht an der Ernährung, denn er hat nach den von unserer Ernährungswissenschaft festgesetzten Normen immer seine Ration an Kalorien und Grundelementen zu sich genommen." (Allerdings wurden diese Normen zu Beginn dieses Jahrhunderts festgesetzt!)

In der Medizin glaubt man, durch Vivisektion zu neuen Erkenntnissen zu kommen, oder dadurch, daß man versucht, Tiere zu heilen, die künstlich krank gemacht wurden — als ob die Krankheit des Menschen auf gleiche Weise entstanden wäre. Der Mensch, streßkrank durch seine Habsucht, seinen Stolz, seinen Geiz und seine psychosozialen Komplexe, wird also mit einer Ratte oder einem Affen verglichen, die durch künstliche Quälereien oder erschreckende Geräusche unter Streß gesetzt wurden . . . und das Medikament, das für die Tiere wirksam ist, wird dann auf den Menschen angewendet.

Das östliche Denken ist im Gegensatz dazu ganzheitlich und induktiv; es studiert die Interaktionen in einem umfassenden Ganzen, es sucht die Entsprechung zu den allgemeingültigen Gesetzen. Um eine Aussage über den Wert der Nahrungsmittel zu machen, vergleicht man im Osten den Wuchs, die Form, die Farbe, die Konsistenz, den Geruch, den Geschmack usw. einer Pflanze oder eines Tieres mit dem, was ihm in der Natur oder im Universum entspricht. Mit Hilfe dieser Analogien bekommt man Einblick in die mehr oder weniger starke energetische Wirkung der Nahrung. Und man achtet darauf, daß die grundlegenden Elemente — nicht Vitamine, Kalorien usw., sondern Formen und Farben usw. — in der täglichen Nahrung enthalten und gut ausgewogen sind. Erst dadurch wird sichergestellt, daß die Verdauung ein Maximum an Energie erzeugen kann.

Nach der Theorie der traditionellen chinesischen Medizin liefert so zum Beispiel Weizen mehr Energie als Kartoffeln. Versuchen wir, auf östliche Weise zu denken, um diese Behauptung zu verstehen! Von einem kleinen Korn ausgehend sprießt die Weizenpflanze gerade zum Himmel hinauf, der Halm ist hart und widerstandsfähig, die Weizenkörner entwickeln sich oben an der Pflanze, sie reifen unter dem direkten Einfluß der Sonne und sind ziemlich hart. Das alles sind Zeichen für eine gewisse Kraft, eine gewisse Energie. Die Kartoffel hingegen wächst in der Erde, die Pflanze entwickelt sich nur sehr wenig in die Höhe, und ihr Stengel ist schwach und mürbe. Sie ist weich und besteht aus einer Ansammlung von Stärke und Wasser. Das alles deutet auf eine gewisse Schwäche hin, auf einen Mangel an Energie. Alle Analogien, die man für den Weizen finden kann, deuten darauf hin, daß er eine kräftige und energievollere Stärke liefert als die Kartoffel. Daraus kann man schließen, daß der Weizen — und Getreide allgemein — leichter verdaulich ist und gleichzeitig, was die Energieproduktion anbelangt, wertvoller als die Kartoffel; er ist seiner Natur nach warm. Es handelt sich dabei natürlich um das volle Korn, nicht um Auszugsmehl.

Was sagt ihrerseits die westliche Wissenschaft? Normale Kartoffeln enthalten, nach Boemer und Mattis, pro 100 g 2 bis 10 mg Solanin; nicht ganz gesunde enthalten 26 bis 58 mg. Solanin ist ein Saponin, das zu den Kohlenwasserstoffen gehört und das Schaum produziert. Es wirkt teilweise entzündungshemmend, deshalb wird Kartoffelölsaft in Fällen von Kehlkopfentzündung und bei chronischer Gastritis innerlich angewandt oder äußerlich bei Arthritis. Man könnte also sagen, die Kartoffel ist ihrer Natur nach kühlend oder kalt.

Ob ein Produkt kalter oder warmer Natur ist, hängt von den zahlreichen Vorgängen ab, die es im Laufe seiner Entstehung durchläuft. Trotz ihrer chemischen Verwandtschaft oder Fast-Identität haben Kartoffelstärke und Weizenstärke nicht dieselbe Natur, und genau diese Natur ist es, die in der Ernährung eine besonders wichtige Rolle spielt.

Nach chinesischer Auffassung spiegelt alles, was es in der Natur und im Universum gibt, sich im Menschen wider, bis in die kleinste menschliche Zelle hinein. Man zieht daraus Analogieschlüsse, wie dieser oder jener Bestandteil unserer Nahrung auf dieses oder jenes Organ in uns wirkt. Ich komme darauf noch genauer in dem Kapitel über Yin und Yang zu sprechen.

Dieses kleine Buch hat zum Ziel, die Zusammenhänge zwischen unseren Gesundheitsproblemen und unserer Ernährung aufzuzeigen, und stellt sich damit in Opposition zu einer „wissenschaftlichen" Welt, die uns glauben machen will, daß die energetische Qualität unserer Nahrung unsere Gesundheit in keiner Weise beeinflußt. Da die Mehrzahl der Patienten sich ein falsches Bild von Ursache und Wirkung einer Krankheit machen, ist es schwierig geworden, sie im eigentlichen Sinne des Wortes zu „heilen". Das analytische Denken hat aus der westlichen Medizin eine Kunst gemacht, Krankheiten zu „behandeln", das heißt, sichtbare Auswirkungen oder Symptome zu beseitigen, ohne sich groß um die Ursachen zu kümmern.

Eine Magenschleimhautentzündung bei gleichzeitiger Stirnhöhlenvereiterung und Schmerzen in den Handgelenken und Schultern würde bei uns nicht als *eine* Krankheit behandelt, sondern jedes der Symptome würde einer spezifischen Behandlung unterzogen. Das Resultat ist häufig, daß die Behandlungen weitere Krankheiten hervorrufen, denn zum einen wird, obwohl man die allerwissenschaftlichsten medizinischen Methoden angewandt hat, die gemeinsame Ursache der verschieden Symptome, die nicht behandelt wurde, sich immer wieder in anderen Formen bemerkbar machen; zum anderen rufen die verschiedenen Behandlungen mit ihren Giften sekundäre oder ganz neue Krankheiten hervor, die zu der ersten Ursache hinzukommen. Außerdem trägt während der ganzen Dauer der Behandlung eine falsche Ernährungsweise das ihre dazu bei, den allgemeinen Zustand des Patienten zu verschlechtern, ebenso wie die psychosoziale, berufliche und familiäre Situation weiterhin einen negativen psychosomatischen Einfluß auf den Kranken ausübt.

Es kommt dabei nicht einmal der Verdacht auf, daß die Symptome eine gemeinsame Ursache haben könnten. Die Ursache entgeht zwangsläufig der Diagnose und wird folglich in der westlichen Heilkunst nicht behandelt.

In der intuitiven und umfassenden Denkweise, die der traditionellen chinesischen Medizin zugrunde liegt, wird die Ganzheit oder das Wesen nicht aus den Augen verloren. Hier ist die Vorgehensweise anders, man könnte fast sagen umgekehrt.

Bleiben wir bei dem genannten Beispiel. Alle Symptome sind ausgelöst von der Magenschleimhautentzündung, die die energetische Wiederaufladung des Organismus verhindert. Ein so geschwächter oder aus dem Gleichgewicht gekommener Organismus ist ein ideales Entwicklungsfeld für Krankheitserreger: so kommt die Stirnhöhlenvereiterung zustande. Außerdem hat der Organismus nicht mehr genügend Kraft, um die Energie bis in die Extremitäten des Körpers fließen zu lassen: man wird wetterempfindlich, und in den Handgelenken und Schultern treten Schmerzen auf.

Alles wird also erklärbar, und bietet sich auf wunderbar einsichtige Weise dem Arzt zur Behandlung dar; man könnte nun weiter auf die Quelle zurückgehen, indem man den Ursprung der Magenschleimhautentzündung sucht; psychosoziale Spannungen, beruflicher Streß, Sorgen, ein Gefühl der Unsicherheit, Überanstrengung und . . .unausgewogene Ernährung.

Oft ist es so, daß hinter der falschen Ernährung letztlich ein seelisches Problem steckt.

Nehmen wir zum Beispiel die Frau in den Vierzigern, deren Mann allzuoft „geschäftlich unterwegs'' ist. Sie fühlt sich gefühlsmäßig vernachlässigt und wird versuchen, eine Ersatzbefriedigung für ihre Bedürfnisse mit zuviel süßer Nahrung zu finden. Das führt zu körperlicher Deformation, und ihr Mann wird noch häufiger „geschäftlich unterwegs" sein . . . In der westlichen Medizin würde man versuchen, dieses Ungleichgewicht durch Appetitzügler zu regeln oder durch entwässernde Mittel, das Ganze begleitet von einer strengen Diät. Gewisse Praktiker der „wissenschaftlichen" Akupunktur würden auch sogenannte Abmagerungspunkte stechen.

2. Der Einfluß von Herstellern, System und Umwelt

Der heutige Mensch unterwirft sich oft körperlich und geistig einer Lebensweise, die von der „öffentlichen Meinung", den Ansichten der Mehrheit, diktiert wird. Sie ist es, die von Amts wegen recht hat. Unter dem Druck von Werbung, Industrie und Wissenschaft, Presse, Radio und Fernsehen, politischen Parteien, Verwandten und Freunden folgt diese Mehrheit einer neuen Idee nach der anderen, die ihr suggeriert wird, ganz gleich wie falsch diese Idee ist. Wir haben die Fähigkeit verloren, nach einer persönlichen Logik zu urteilen. Nicht mehr der einzelne entscheidet für sich selbst, sondern die Meinung der Öffentlichkeit suggeriert ihm, wie er zu entscheiden hat.

Ich habe da verschiedene Dinge zu hören bekommen: „ Aber Herr Doktor, halten Sie mich für nicht ganz gescheit, daß Sie mir weismachen wollen, meine Stirnhöhlenvereiterung hätte mit dem Fondue von gestern abend zu tun oder mit dem Weißwein oder gar mit beruflichen oder familiären Schwierigkeiten!" Kann eine Magenschleimhautentzündung wirklich Schmerzen in Schultern und Handgelenken hervorrufen? „Aber ich kenne doch meine Anatomie! Ich weiß sehr wohl, daß mein Magen nicht in den Gliedmaßen sitzt. Daß bei der Gastritis meine Sorgen eine Rolle spielen, gut, das kann schon sein. Daß der Weißwein da vielleicht mitspielt, einverstanden. Aber mein Nachbar hat gesagt, daß er eine Menge Leute kennt, die keine Magenschleimhautentzündung haben, obwohl sie sehr viel Weißwein trinken."

Gefangen im Netz der öffentlichen Meinung, der vielfältigen und widersprüchlichen Einflüsse, wagt der Patient nicht mehr, selber nachzudenken, kann es nicht mehr. Brav läßt er sich für seine Stirnhöhlenvereiterung mit Antibiotika behandeln; für seine Gliederschmerzen unterzieht er sich einer entzündungshemmenden Behandlung; und für die Magenschleimhautentzündung, die der Arzt als „psychosomatisch" bezeichnet hat, macht er eine Milchdiät. Wenn er sich, infolge dieser „modernen" Behandlungsweise, kraftlos und traurig fühlt, bekommt er obendrein eine Behandlung gegen Depressionen, die vermutlich den Rest an Persönlichkeit, der ihm noch verblieben war, zur Strecke bringt.

Das analytische und kausale westliche Denken schafft eng begrenzte Kompetenzbereiche und verwischt die Sicht für das Ganze. Es gibt keinen Verantwortlichen mehr, der das Ganze im Auge hat. Und es gibt heute nur noch sehr wenige Leute, die fähig sind, die verschiedenen Teile wieder zusammenzufügen, so daß ein Ganzes entsteht.

Eine kleine Anekdote, die einer meiner Freunde in England erlebt hat, zeigt deutlich den Stand der Dinge im Bereich der Medizin. Er hatte starke Magenschmerzen, und ein Arzt riet ihm, sich operieren zu lassen. Die Wartezeit für die Klinik betrug mehrere Monate, und mein Freund wartete geduldig auf seinen Termin. Als er endlich da war, hatte mein Freund keine Schmerzen mehr. Überzeugt davon, daß die Ärzte besser wissen mußten als er, was in seinem Fall zu tun war, begab er sich in die Klinik. Man öffnete ihm den Bauch . . . um festzustellen, daß alles in Ordnung war. Darauf hat man den Bauch wieder zugenäht . . .

Diesen Mangel an Überlegung findet man im Westen auch im Bereich der Ernährung. Kein Mensch interessiert sich dafür, und die Ärzte schon gar nicht, es sei denn, es handelt sich um Diäten oder isolierbare Faktoren wie Vitamine und Kalorien, um eine Diät für ein einzelnes Organ (z.B. die Leber) oder für Diabetiker oder Herzkranke, vegetarische Kost, Makrobiotik, Rohkost oder Obstdiäten usw. Kurz gesagt, man verliert sich im Detail.

Im Osten ist das anders; dort richtet man den Blick auf die großen Zusammenhänge und versucht, die Zusammensetzung der Speisen so ausgewogen zu gestalten, daß die Mahlzeiten leicht verdaulich sind und dem Organismus ein Maximum an Lebensenergie zuführen.

Um die Elemente einer nach den Theorien der traditionellen chinesischen Medizin gesunden Ernährung richtig darzustellen, ist es günstig, deren Grundlagen kurz zu umreißen: Yin und Yang und die fünf Elemente (bzw. Wandlungsphasen)

3. Yin und Yang

Es ist ziemlich schwierig, die beiden Begriffe Yin und Yang exakt zu definieren, denn sie drücken gegenüberliegende, sich ergänzende Facetten eines Ganzen aus, die relativ sind und ständig in Bewegung bleiben (wie die Natur selbst, in der alles sich unaufhörlich verändert).

Es gibt Tag und Nacht, Sonne und Schatten und die vier Jahreszeiten mit Geburt, Wachstum, Höhepunkt, Rückbildung und Tod. Alles dehnt sich aus und zieht sich dann wieder zusammen. Alles ist zyklisch und ständig in Bewegung. Und jede Bewegung, jede Etappe schließt alle Phasen der Entwicklung in ihr Gegenteil mit ein. Das kommt sogar in den Schriftzeichen für Yin und Yang zum Ausdruck.

Das Zeichen für Yang stellt nichts anderes dar als die Sonnenseite einer Schlucht, eines Berges und bezeichnet analog dazu alles, was diesem Bild entspricht.

陽 Yang läßt sich folgendermaßen zerlegen:
阝 Erhebung, Hügel;
旦 Sonne oder Licht, am Horizont aufgehend;
勿 sendet Strahlen aus, beleuchtet.

Das Zeichen für Yin, in Relation und im Gegensatz dazu, ist das Bild der Schattenseite einer Schlucht, eines Berges und bezeichnet analog dazu alles, was diesem Bild entspricht.

陰 Yin läßt sich folgendermaßen zerlegen:
阝 Erhebung, Hügel;
今 heute, in der Gegenwart;
云 bedeckter Himmel, Wolke.

Yin und Yang können mit den Nennern einer mathematischen Gleichung verglichen werden. Jede bekannte Größe, die man in diese Gleichung einsetzt, wird durch sie in ein bestimmtes Verhältnis gesetzt.

Zum Beispiel: Apfel und Birne sind beides Früchte. Wenn man ihre Konsistenz vergleicht, so stellt man fest, daß der Apfel fester — also mehr Yang — ist als die Birne. (Wir werden im folgenden verstehen, warum). Wenn man ihre Form vergleicht, stellt man fest, daß die Birne unten auseinandergeht, daß sie also mehr Yin ist als der Apfel. Dennoch wird der Apfel als seiner Natur nach Yin betrachtet, denn er ist eine Frucht aus der Zeit der Rückbildung, der Rückkehr zur Erde.

Die alten Chinesen haben dem Yin und dem Yang zahlreiche relative Eigenschaften zugeordnet und so die Zugehörigkeit alles Seienden zum einen oder anderen festgelegt. Wenn man die verschiedenen Facetten und Bedeutungen einer Sache oder einer Handlung betrachtet, kann man entscheiden, ob sie mehr Yin oder Yang ist.

Versuchen Sie, durch die vielleicht etwas ermüdende Lektüre der folgenden paar Seiten die Skala der Bedeutungen von Yin und Yang besser zu verstehen.

4. Die verschiedenen Facetten von Yin und Yang

Yang ist das aktive Prinzip, das, was eine Bewegung auslöst. Yin ist das passive Prinzip, das, was in Bewegung gesetzt wird. Yang ist das, was einen Impuls auslöst und weitergibt. Yin ist das, was darauf reagiert und der Bewegung folgt.

Yang ist flüchtig, Yin ist verdichtet.
Yang ist unbestimmt, Yin ist festgelegt.
Yang ist Bewegung, Yin ist Ruhe.
Die Zentrifugalkraft ist Yang, die Zentripetalkraft Yin.
Yang ist extravertiert, Yin ist introvertiert.

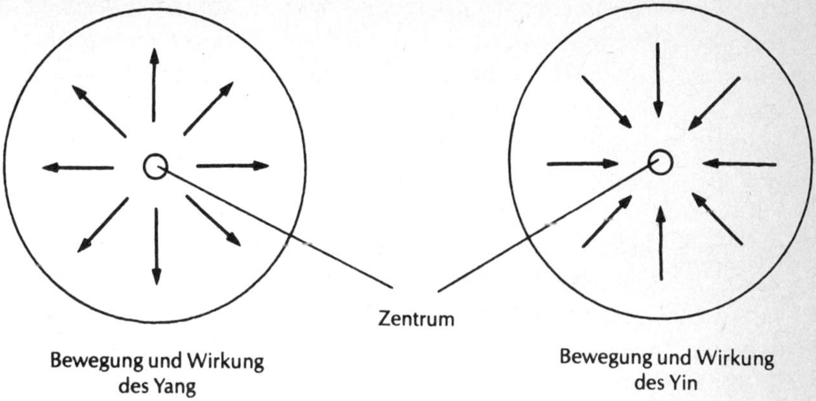

Energie ist Yang, Materie Yin. Yang ist alles, was stark ist, Tendenz zum Aufsteigen hat, alles Warme und Helle.

Yin ist alles Schwache, was Tendenz zum Absteigen hat, alles Kalte und Dunkle.

Yin und Yang sind jedoch keine Gegenspieler; sie bilden vielmehr ein harmonisches Paar, das sich gegenseitig unterstützt, und sie halten jenes Gleichgewicht aufrecht, das sich beim Menschen Gesundheit nennt. Yin und Yang sind keine absoluten und reinen Werte; in allem gibt es Yin und Yang, und nur der größere proportionale Anteil des einen oder des anderen erlaubt eine relative Klassifizierung. Die Klassifizierung ist um so relativer zu sehen, als die Vorherrschaft des Yin- oder des Yangprinzips sich je nach der Phase des fortwährenden Kreislaufs ständig verändert.

5. Die zyklische Entwicklung

Die Vorstellung einer zyklischen Entwicklung ist die Grundlage der traditionellen chinesischen Philosophie und Medizin.

Betrachten wir zunächst den Kreislauf von Tag und Nacht. Der Tag dauert von sechs Uhr morgens bis sechs Uhr abends; die Nacht von sechs Uhr abends bis sechs Uhr morgens. Der Tag ist Yang, die Nacht ist Yin.

Zwischen Mitternacht und Mittag stellen wir eine zunehmende Tendenz des Yang fest und zwischen Mittag und Mitternacht eine zunehmende Tendenz des Yin. So können wir den Tag einteilen in eine Yang-Hälfte mit zunehmendem Yang, zwischen sechs Uhr morgens und Mittag, und eine Yang-Hälfte mit zunehmendem Yin, zwischen Mittag und sechs Uhr abends. Ebenso läßt sich die Nacht in zwei Yin-Hälften einteilen: die von sechs Uhr abends bis Mitternacht mit zunehmendem Yin und die von Mitternacht bis sechs Uhr morgens mit zunehmendem Yang.

Der zyklische Verlauf von Yin und Yang

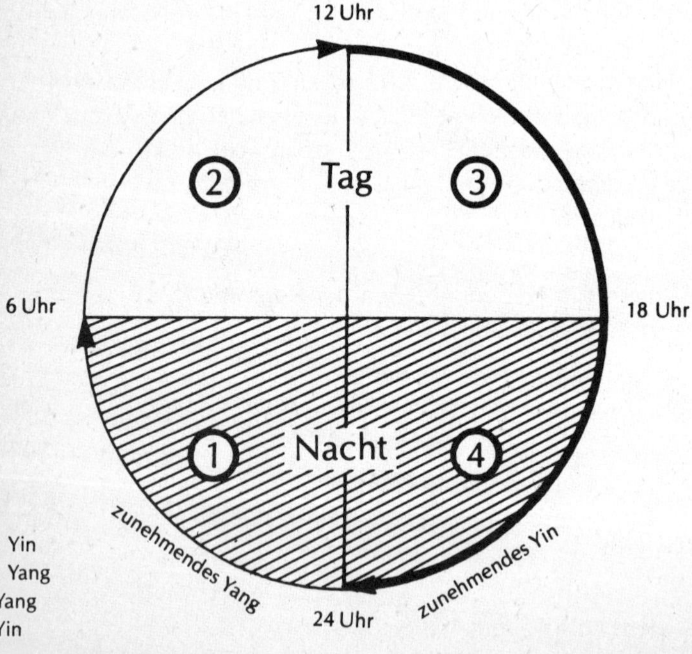

1 Yang im Yin
2 Yang im Yang
3 Yin im Yang
4 Yin im Yin

Die vier Teile, die wir für den Tag unterschieden haben, entsprechen einem ganzen Zyklus, der mit dem Sonnenaufgang beginnt; im Kreislauf der Jahreszeiten ist das der Frühling, im Kreislauf des menschlichen Lebens die Geburt.

Der erste Teil eines Zyklus enthält den Beginn der Entwicklung der Yang-Tendenz, die aus dem Yin geboren wird. Wir nennen also diesen ersten Teil „Yang im Yin".

Der zweite Teil des Zyklus, beim Menschen das Wachstum, in den Jahreszeiten der Sommer, entwickelt sich im Yang und strebt dem Höhepunkt des Yang zu: dies ist das „Yang im Yang".

Der dritte Teil eines Zyklus ist beim Menschen das Alter, bei den Jahreszeiten der Herbst, beim Tag der Nachmittag. Nun ist zwischen Mittag und sechs Uhr abends noch Tag (Yang), aber der Tag entwickelt sich zur Nacht (Yin) hin; es handelt sich hier um das „Yin im Yang".

Der vierte Teil eines Zyklus ist beim Menschen das Lebensende, in den Jahreszeiten der Winter und im Tagesverlauf die Nacht zwischen sechs Uhr abends und Mitternacht. Das Yin strebt seinem Höhepunkt zu; es ist das „Yin im Yin".

Diese Vorstellung von universellen Zyklen und Entsprechungen ist sehr wichtig: Nach chinesischem Denken hat alles, was sich außerhalb des Menschen befindet, seine Entsprechung in seinem Inneren. Der Mensch ist also ein Mikrokosmos, der getreulich den Makrokosmos widerspiegelt:

— dem Himmel entsprechen der Kopf und der Brustkorb,
— der Erde entspricht der Unterleib.

Man kann noch weiter gehen und sagen:

— dem Himmel entsprechen Herz und Lungen,
— dem Menschen entsprechen Leber, Geschlechts- und Harnorgane,
— der Erde entspricht der Verdauungsapparat.

Oder noch weitergehend:

Himmel und Erde im Menschen

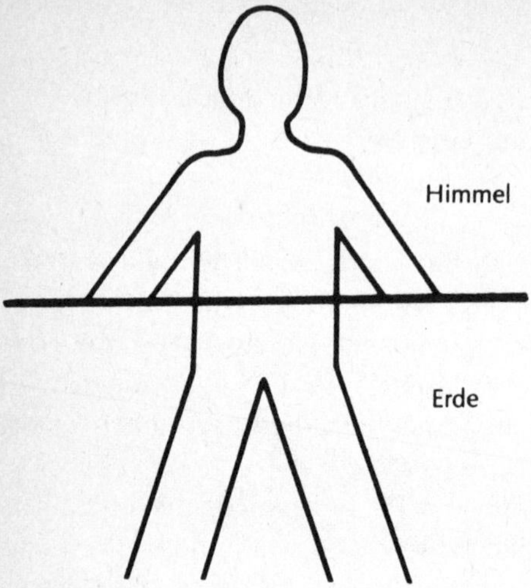

Die Organe des Mikrokosmos

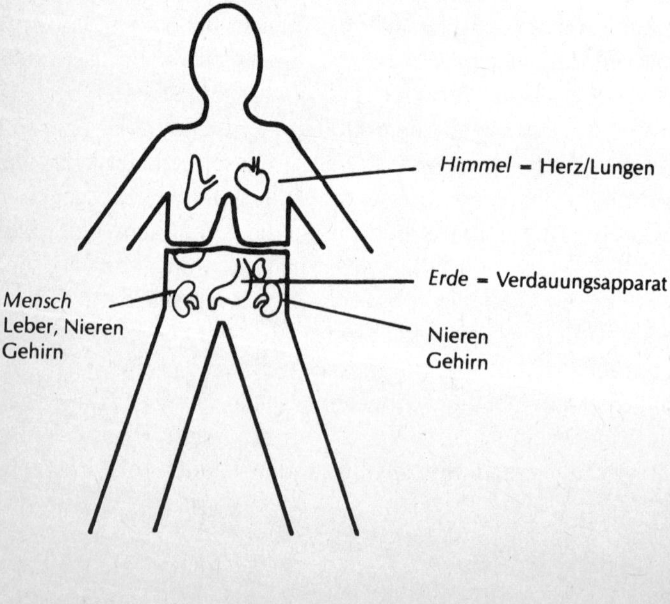

— der Sonne entspricht das Herz,
— dem Mond entsprechen Milz/Bauchspeicheldrüse,
— dem Jupiter entspricht die Leber,
— Mars entspricht der „Meister des Herzens",
— Saturn entsprechen Milz/Bauchspeicheldrüse,
— Venus entsprechen die Lungen,
— Merkur entsprechen die Nieren.

Alles, was für den Makrokosmos gültig ist, gilt auch für den Mikrokosmos. In der Natur beobachten wir einen Tag-Nacht-Zyklus und einen Jahreszyklus. Dieselben Zyklen müssen auch im Menschen vorhanden sein. Man merkt sehr leicht, daß dies wirklich so ist, denn wir spüren wohl, wie die verschiedenen Energien, die unser Leben unterhalten, diesen Kreisläufen unterworfen sind.

Während des Tages kommt ein Teil unserer Energie an die Hautoberfläche, um uns gegen Kälte zu schützen, während sie sich nachts ins Innere zurückzieht, um unsere Organe zu schützen. Deshalb spürt man morgens, wenn man in einem wenig geheizten Zimmer aufwacht, die Kälte nicht, während man am Abend, wenn man müde ist, dieselbe Temperatur als unangenehm kalt empfindet.

Außerdem ist es ganz offensichtlich so, daß man am Morgen und am Nachmittag besser arbeitet als am Abend und nachts, außer in Störungsfällen, die allerdings in der heutigen Zeit häufig sind.

Das gleiche gilt für Sommer und Winter. Im Sommer befindet sich der größte Teil der Energie an der Oberfläche und in der oberen Hälfte des Körpers, und das Innere ist weniger geschützt. Zu kalte Nahrung kann deshalb die Verdauungsorgane „auskühlen", die gegen diesen unerwarteten Angriff im Körperinneren nicht genügend geschützt sind, Durchfall, Ruhr usw. sind die Folge. Im Winter hingegen wird ein eisgekühltes Dessert oder ein Getränk, das direkt aus dem Kühlschrank kommt, besser vertragen, weil der Großteil der Energie, die sich ins Innere zurückgezogen hat, die Verdauungsorgane schützt.

Man unterscheidet zwei entgegengesetzte Energiezustände: die Fülle, die Yang ist, und die Leere, die Yin ist. Wenn man unter heftigen Schmerzen mit entzündlichen Zuständen leidet, so ist dies ein Yang-

Zustand, eine Energiefülle. Ist andererseits ein Körperteil gefühllos „eingeschlafen" oder gelähmt, so befindet er sich in einem Yin-Zustand, einer Energie-Leere.

Dies ist wichtig, um festzustellen, ob ein Organismus gut im Gleichgewicht ist, d.h., ob Yin und Yang in Harmonie sind, oder ob er krank ist. Im Falle einer Krankheit ist es unerläßlich, zu unterscheiden, ob diese ihrer Natur nach Yin oder Yang ist.

Da man den allgemeinen Zustand durch die Ernährung beeinflussen kann, wird man für eine Yin-Krankheit eine sehr Yang-betonte Ernährung wählen und umgekehrt.

6. Der Kreislauf des menschlichen Lebens

Auch das menschliche Leben verläuft zyklisch, wobei ein Zyklus bei der Frau sieben und beim Mann acht Jahre dauert. In jedem Zyklus entwickelt sich und dominiert eine der fünf Wandlungsphasen (vgl. 7. Die fünf Wandlungsphasen).

Die Wasserphase entwickelt sich und dominiert im Verlauf des ersten Zyklus, von der Geburt bis zum Alter von 7 Jahren beim Mädchen (bis zum 8. Lebensjahr beim Jungen).

Die Feuerphase entwickelt sich und dominiert im zweiten Zyklus, von 7 (8) bis 14 (16) Jahren.

Die Holzphase entwickelt sich und dominiert im dritten Zyklus, zwischen 14 (16) und 21 (24) Jahren.

Die Metallphase entwickelt sich und dominiert im vierten Zyklus, zwischen 21 (24) und 28 (32) Jahren.

Die Erdphase entwickelt sich und dominiert im fünften Zyklus, von 28 (32) bis 35 (40) Jahren.

Im ersten Zyklus unseres Lebens, der von der Geburt bis zum 7. (8.) Lebensjahr dauert, entwickeln wir unser Lymphsystem, dessen Funktion es ist, die Gifte auszuscheiden. Nun nimmt man gerade in dieser Zeit alle Impfungen vor; der Organismus wird von den Abfällen dieser Wirkstoffe überschwemmt, die er noch nicht wieder ausstoßen kann.

Außerdem entspricht das Wasser dem Yin, dem unten Befindlichen, dem, was dazu neigt, sich anzusammeln: Alle Kinderärzte kennen gut die Bauchschmerzen, die bei Kindern dieses Alters so häufig sind. Diese Bauchschmerzen entsprechen dem Yin, und natürlich handelt es sich hier nicht gleich um Krankheiten oder schwere Mißbildungen.

Unglücklicherweise meinen sowohl die allzusehr um das Wohlergehen ihrer Kinder besorgten Mütter als auch die von der westlichen Wissenschaft geprägten Kinderärzte, das kleinste Unwohlsein durch chemische Arzneimittel, Antibiotika, Penicillin usw. unterdrücken zu müssen. Das gibt der Mutter einen gebildeteren und sachkundigeren Anschein, als wenn sie ihr Kind tröstet, ihm einen heißen Kräutertee macht und es ein paar Tage im Bett behält. Sobald man das Vorhandensein einer schwerwiegenderen Krankheit ausschließen kann, hätte jedoch eine solche unwissenschaftliche Therapie den Vorteil, daß sie keine Rückstände hinterläßt, die in den folgenden Zyklen, wenn auch ganz allmählich, zu chronischen Krankheiten zu führen drohen.

Im Laufe des zweiten Zyklus, von 7 (8) bis 14 (16) Jahren, entwickelt sich und dominiert normalerweise das Feuer, was typischerweise in starkem Bewegungsdrang und Hitze oder Fieber zum Ausdruck kommt. Tatsächlich treten in diesem Alter die Kinderkrankheiten auf, gewöhnlich begleitet von Fieber oder Ausschlägen. Außerdem sind Kinder dieses Alters sozusagen ständig in Bewegung, sie laufen und springen immer nur. Das Feuer entspricht dem Yang, der Aktivität. Wenn es nicht von Antibiotika oder einer bedrückenden Familiensituation gedämpft ist, ist das Kind also, als Zeichen einer normalen Entwicklung, sehr lebhaft.

Immer mehr Jugendliche leiden unter chronischen Krankheiten, und zwar sowohl körperlichen (Akne, chronischer Stirnhöhlenvereiterung, Ekzemen, Heuschnupfen, Regelstörungen) wie auch psychischen (Unzufriedenheit, Aggressionen, Depressionen). Diese sind gewöhnlich auf einen gestörten Verlauf der beiden ersten Zyklen zurückzuführen, die allmählich zu einem Gleichgewicht zwischen Yin und Yang im Verlauf des dritten Zyklus hätten führen sollen.

Der dritte Zyklus, von 14 (16) bis 21 (24) Jahren, ist der des Holzes, der Leber, des Wachstums, des Übergangs zum Erwachsensein: Es ist die Zeit der Pubertät mit all ihren Verrücktheiten.

Der vierte Zyklus, von 21 (24) bis 28 (32) Jahren, ist der des Metalls, der Lungen. Haut und Haare entwickeln jetzt ihre volle Schönheit.

Der fünfte Zyklus, von 28 (32) bis 35 (40) Jahren, entspricht der Erde, der Reifung. Der Charakter hat sich gebildet, der Mensch hat sich im Leben niedergelassen, er behauptet sich. Dieser Zyklus ist außerdem das Ende eines ersten großen vollständigen Kreislaufs, auf den, wenn die Entwicklung bis dahin harmonisch verlaufen ist, weitere große Kreisläufe folgen können. Es sollte möglich sein, das ehrwürdige Alter von 105 (120) oder sogar 140 (160) Jahren zu erreichen, und zwar ohne organische oder geistige Verfallserscheinungen. Ein Beispiel dafür gibt uns die Mutter eines russischen Freundes, die im Alter von 120 Jahren bei einem Unfall ums Leben kam: Nachdem sie für ihre zwölfköpfige Familie das Essen bereitet hatte, wurde sie von einem Pferd überrannt.

7. Die fünf Wandlungsphasen

行 (auf Chinesisch *hsing*)

Fast alle Werke über Yin und Yang sprechen von fünf Elementen und nicht von fünf Wandlungen. Der Ausdruck Element kann jedoch leicht mißverständlich sein, indem er auf etwas Unbewegliches hindeutet. Das chinesische Schriftzeichen (hsing = Bewegung, Schritt) drückt jedoch, ganz im Gegenteil, einen Teil einer Bewegung oder eine zyklische Entwicklung im Kosmos aus. Deshalb scheint der Ausdruck „Wandlungen" angemessener zu sein.

Es gibt fünf aufeinanderfolgende Phasen der Wandlung: Diese Wandlungen entsprechen der Lebensenergie, die sich hinter der Materie verbirgt und ihr ihre „Signaturen" aufprägt, d.h. ihre sichtbaren Formen. Die folgenden Benennungen sind also nur symbolisch:

1. Holz
2. Feuer
3. Erde
4. Metall
5. Wasser

Übertragen auf die Jahreszeiten ergibt das den folgenden Kreislauf:

Die erste Wandlungsphase, das Holz, entspricht dem Frühling: Alles beginnt zu sprießen, in den Bäumen und Pflanzen steigen die Säfte. Es handelt sich also um die Energie „Yang im Yin".

Die zweite Wandlungsphase, das Feuer, entspricht dem Sommer und der Wärme. Es ist das „Yang im Yang".

Die dritte Wandlungsphase, die Erde, stellt die Mitte dar, das Nährende, das das ganze Jahr hindurch eine notwendige Funktion erfüllt. Es ist der Spätsommer, die Zeit der Ernte.

Die vierte Wandlungsphase, das Metall, entspricht dem Herbst und dem Beginn der Rückbildung. Es ist das „Yin im Yang".

Die fünfte Wandlungsphase, das Wasser, entspricht dem Winter, der Ruhe, dem tiefen, erneuernden Schlaf. Die Säfte ziehen sich ins Innere zurück. Es ist das „Yin im Yin".

Jede Wandlungsphase bringt die auf sie folgende Phase hervor und stützt sie; gleichzeitig beherrscht jede Phase die übernächste und schwächt sie:

Das Holz beherrscht die Erde,
die Erde beherrscht das Wasser,
das Wasser beherrscht das Feuer,
das Feuer beherrscht das Metall,
das Metall beherrscht das Holz.

Diese Herrschaftsverhältnisse etablieren das Gleichgewicht unter den fünf Wandlungsphasen.

Alles in der Natur hat seine Entsprechung in den fünf Wandlungsphasen. Die jeweilige Zugehörigkeit wird analog zu den Eigenschaften bestimmt, die für die jeweilige Phase charakteristisch sind. Von den kosmischen Energien gehört Wind zum Holz, Hitze und Glut gehören zum Feuer, die Feuchtigkeit gehört zur Erde, die Trockenheit gehört zum Metall, die Kälte gehört zum Wasser.

Der Osten entspricht dem Holz, der Süden dem Feuer, der Westen dem Metall, der Norden dem Wasser und die Mitte der Erde.

8. Die Organe

Beim Menschen lassen sich die Organe in Arbeitsorgane oder Hohlorgane, die ihrer Natur nach Yang sind, und Speicherorgane, die ihrer Natur nach Yin sind, einteilen. Ihre Entsprechungen zu den fünf Wandlungsphasen sind folgende:

	Yang (Hohlorgane)	Yin (Speicherorgane)
Holz	Gallenblase	Leber
Feuer I	Dünndarm	Herz
Feuer II	Dreifacher Erwärmer	Herzhülle
Erde	Magen	Milz/Bauchspeicheldrüse
Metall	Dickdarm	Lungen
Wasser	Blase	Nieren

Was ist das: der Dreifache Erwärmer? Ist der östliche Mensch vielleicht anders gebaut als wir? Gewiß nicht, und der Dreifache Erwärmer ist nichts Materielles oder Organisches, sondern er ist ein Energieregler und Verteiler auf drei Ebenen (Himmel, Erde, Mensch), der anatomisch nicht genau lokalisiert ist.

Der Ausdruck Organ darf nicht mit dem verwechselt werden, was wir in der westlichen Anatomie damit bezeichnen. Dieses Wort hat für die Chinesen einen viel weiteren Sinn: Es bezeichnet nicht nur das Organ selbst, seine Lebensenergie und alle Funktionen, die es ausübt, sondern auch alle analogen Systeme.

Im Fall der Leber muß man also nicht nur an das Organ selbst denken, sondern auch an all die Bahnen, die mit der Zirkulation ihrer Energie zusammenhängen (vgl. 15. Die Energiebahnen oder Meridiane), und an alle analogen Funktionen, die am Anfang des Entwicklungszyklus der Energie stehen. Das Organ Leber kann durch eine geschwächte Niere ins Ungleichgewicht gebracht werden — das Organ, das ihm im Zyklus der Wandlungsphasen vorangeht. In diesem Falle ist die energetische Entwicklung oder Transformation zu sehr Yang und nicht genügend Yin. Die daraus resultierenden Krankheiten sind ebenfalls ihrer Natur nach Yang und treten, wie es ihrer Yang-Natur entspricht, oben im Körper oder an seiner Außenseite auf: Atemschwierigkeiten, Asthma, Herzschmerzen, trockener Hals, Zahnfleischbluten, Parodontose, Schmerzen in den Schultern oder Ellenbogen, Stirnhöhlenvereiterung, Augendruck (Glaukom), Bindehautentzündung, Kopfschmerzen, Migräne, Trigeminusneuralgien, Neigung zu Krämpfen usw.

Ein weiteres Beispiel: Wenn die Wandlungsphase Erde mit ihren Organen Milz/Bauchspeicheldrüse von der Feuerphase nicht genügend Wärme empfängt, ist sie zu kalt. Die Schwierigkeiten, die als Folge davon auftreten können, sind eine zu langsame Verdauung, geschwollene Beine, kalte Hände und Füße, rheumatische Erkrankungen, Durchfall oder Ruhr, verschiedene Tumore usw.

Man kann aber, wenn die Natur einer Erkrankung einmal festgestellt ist, die Heilung durch angemessene Ernährung beschleunigen. Wenn Hitze vorherrscht, wird man kühlende (also Yin-) Nahrung bevorzugen und umgekehrt.

Da in der Ernährung Farbe, Geschmack und Geruch eine wichtige Rolle spielen, will ich nun genauer auf diese und ihre Entsprechungen eingehen, so daß daraus die hauptsächlichen Wirkungen der Nahrungsmittel auf die Organe ersichtlich werden.

9. Die Farben

Die Farbe ist die optische Erscheinung oder „Signatur" der Energiephase. So ist im Winter die Nacht länger, und der Lichtmangel hat seine Entsprechungen im Schwarz, der vorherrschenden Farbe in tiefen Gewässern. Je weniger Sonne, desto schwärzer ist es. In unserem Organismus ist es das gleiche. Die Nieren, die Knochen, das Rückenmark und das Gehirn sind — energetisch gesprochen — die tiefliegendsten. Die ihnen energetisch entsprechende Farbe ist also Schwarz. Es ist das Yin im Yin.

Im Frühling erwacht alles in der Natur, die Tage werden länger, und die Sonne wird stärker. Alles treibt Knospen; die Farbe dieser Jahreszeit ist Grün. Es ist das Yang im Yin.

Im Sommer steht die Sonne (Yang) an ihrem Höhepunkt. Alles nimmt eine rötliche Färbung an. Das ist das Yang im Yang.

Im Herbst wird die Sonne schwächer, und am Himmel erscheinen die Verdichtungen des Wassers: die Farbe ist also weißlich, das ist das Yin im Yang.

Die Erde enthält immer einen gelblichen Farbton: Sie ist das Zentrum, das zu allen anderen Elementen dazugehört.

Die Farbe weist also auf die Zugehörigkeit zu einer bestimmten Wandlungsphase hin und dadurch auf die Tendenz, sich in diese Phase zu integrieren. Die Hautfarbe eines Patienten läßt auf die bei ihm gerade dominierende Phase und, im Falle einer Disharmonie, die kranke Phase schließen.

Die Phase Grün gehört zur Holzphase und wirkt auf die Leber: grünes Gemüse, Salat, grüne Paprika, grüner Pfeffer, Würzkräuter usw.

Bei Krankheiten weist diese Hautfarbe auf eine stark angegriffene Leber hin.

Die Farbe Rot gehört zum Feuer und wirkt auf Herz und Blutgefäße: Fleisch, Tomaten, Johannisbeeren usw. Starke Fleischesser und Menschen, die jeden Tag mit Fleisch umgehen, wie Metzger, haben oft eine rötliche Gesichtsfarbe und neigen zu Bluthochdruck.

Die Farbe Gelb gehört zur Erde und wirkt auf Milz und Bauchspeicheldrüse: gelbe Früchte (sie haben die Tendenz, die Nahrung abzukühlen und weichen Stuhlgang zu erzeugen), Ingwer (sehr starkes Gewürz, das wärmt und die Verdauung anregt), Bananen, manche Rüben, Eigelb und Fette zum Beispiel. Es ist auch die Farbe der Gelbsucht.

Die Farbe Weiß gehört zum Metall und wirkt auf die Lungen: Zwiebeln, Salatstiele, Milchprodukte, manche Fische usw. Kranke, die an Energiemangel leiden und Atemschwierigkeiten haben, sind oft bleich.

Die Farbe Schwarz gehört zum Wasser und wirkt auf die Nieren: Holunder, schwarze Johannisbeeren, manche Wurzeln, schwarzer Pfeffer, das asiatische schwarze Schwein usw. Schwärzliche Hautfarbe erscheint bei Krankheiten, die mit der Erschöpfung der Lebensenergie der Nieren zu tun haben, sei es nach einer großen Strapaze oder auch nach dem Winter, wenn nämlich die Phase des Wiederauftankens (Nacht, Yin im Yin) nicht normal ablaufen konnte (Schlaflosigkeit, große Anstrengung, Nierenleiden).

Man achte also darauf, daß diese fünf Farben täglich in den Mahlzeiten enthalten sind, damit alle fünf Phasen aktiviert werden können.

10. Der Geschmack

Es handelt sich hierbei um Energieteilchen, die in der Verbrennung und Energiegewinnung jeder Wandlungsphase gebraucht werden. Je nach der Wandlungsphase, der sie angehören, haben diese Teilchen einen bestimmten typischen Geschmack. Die Bezeichnung „Geschmack" übernehmen wir aus der Übersetzung des chinesischen Wortes, das sowohl den Geschmack (die Beschaffenheit) dieser Teilchen bezeichnet wie auch die Teilchen selbst, die einen bestimmten Geschmack haben. Der Geschmack ist Yin, im Gegensatz zum Geruch, der Yang ist und sich leichter verflüchtigt.

Der Geschmack gelangt über die Verdauung in den Organismus und wird von der Milz verteilt.

Der saure Geschmack gehört zum Holz und wirkt also auf die Leber. Das Saure bewirkt ein Zusammenziehen und drückt nach unten (Yin): Tomaten, Früchte, Essig, Joghurt usw. Denken wir an die abführende Wirkung saurer und unreifer Früchte und der Rhabarberwurzel.

Der bittere Geschmack gehört zum Feuer und wirkt also auf Herz und Blutgefäße, wie auch auf die Herzhülle. Er wirkt zusammenziehend und drückt nach unten (Yin): bestimmte bittere Gemüse oder bittere Kräuter, zum Beispiel der Wermut.

Der süße Geschmak gehört zur Erde und wirkt auf Milz und Bauchspeicheldrüse. Er wirkt anregend und auflösend (Yang): süße Früchte, Zuckerrohr, rote Bete, Karotten usw.

Der scharfe Geschmack gehört zum Metall und wirkt auf die Lungen. Er wirkt sehr anregend (Yang): Ingwer, schwarzer Pfeffer, Alkohol usw.

Der salzige Geschmack gehört zum Wasser und wirkt auf die Nieren.

Er wirkt verdichtend und sehr stark nach unten ausscheidend (Yin): Tomaten, Meersalz, Sellerie, Karlsbader Salze usw.

Geschmacklose, neutral schmeckende Dinge entsprechen dem Unbestimmten (Yang) und wirken yangisierend auf den Organismus, wie zum Beispiel der Reis und Magerquark.

11. Die Gerüche

Die Gerüche sind Energieteilchen, die viel flüchtiger sind als die Geschmacksteilchen, und gelangen über die Lungen in den Organismus; die Lungen sind auch ihr Verteilerorgan. Sie sind also im Vergleich zum Geschmack Yang, können jedoch im Organismus ebenso wie dieser sowohl Yin als auch Yang wirken.

Der Geruch von etwas Ranzigem oder von verfaultem Holz gehört zum Holz und wirkt auf die Leber: Käse zum Beispiel.

Der Geruch von etwas Verbranntem gehört zum Feuer (sehr durchdringender Geruch von Verbranntem, Akroleingeruch) und wirkt auf Herz und Blutgefäße: Gegrilltes zum Beispiel.

Der parfümierte, süßliche, aromatische Geruch gehört zur Erde und wirkt auf die Milz: zum Beispiel Gewürze wie Thymian und Rosmarin und Obst.

Der Geruch von rohem Fisch gehört zum Metall und wirkt auf die Lungen.

Der Geruch von Fauligem, von verdorbenem Fleisch, gehört zum Wasser und wirkt auf die Nieren: zum Beispiel manche Käsesorten und salzig eingelegter Fisch.

Die Gerüche haben in der Ernährung eine große Bedeutung. In der chinesischen und vietnamesischen Küche wird uns das besonders deutlich, denn viele Gerichte haben für uns merkwürdige Gerüche, zum Beispiel das Nuoc-Mâ'm (Fischsoße), das Zitronenkraut oder die süßsaure Soße.

Für den Arzt hat auch der Geruch des Körpers seine Bedeutung, denn er kann ihn darauf hinweisen, welches Organ aus dem Gleichgewicht ist: Manche Kranke strömen einen eigenartigen Geruch aus, der den betroffenen Körperteilen entspricht (Azetongeruch bei manchen Arten fiebriger Kinderkrankheiten, der ranzige Geruch Jugendlicher in voller Pubertät, der metallische Geruch mancher Hautkrankheiten).

12. Die Formen

Wie bei den Farben, Geschmack und Gerüchen gibt es auch bei den Formen eine jeweilige Zugehörigkeit zu Yin und Yang: alles Lange, Dünne, Spitze ist Yang, das Runde ist Yin. Die Kräfte, die bei der Bildung einer Pflanze mitgewirkt haben, durchdringen sie so mit ihrer Qualität. Zum Beispiel ist die Tanne mit ihren spitzen Nadeln Yang, die Tomate mit ihren runden Früchten Yin.

13. Die Konsistenz

Das Harte wird dem Yang zugerechnet, das Weiche dem Yin. Zwischen diesen beiden gibt es eine ganze Skala von Konsistenzen vom Härtesten bis zum Flüssigen, denen die Übergangszustände vom stärksten Yang bis zum stärksten Yin entsprechen. Zum Bedauern der Leute mit analytischem Verstand ist es bei vielen Zwischenstufen so gut wie unmöglich, ein für allemal festzulegen, was Yin und was Yang ist.

14. Die energetische Physiologie des Mikrokosmos der Verdauung

Die Verdauung oder Transformation der Nährstoffe ist eine der vitalen Grundlagen des Mikrokosmos. Nach den Theorien der chinesischen Medizin umfaßt jedes Organ energetisch alle anderen Organe oder Wandlungsphasen, ebenso haben alle Organe ihre energetische Widerspiegelung bis in die kleinste Zelle hinein. Diese Theorie wird bei uns im Abendland schon seit langem für die Fortpflanzungszellen akzeptiert. Nun haben erstaunlicherweise Wissenschaftler vor kurzem mit Zellen anderer Organe, die sie gegen die Spermatozoiden austauschten, eine normale Befruchtung und Schwangerschaft bewirkt — und damit die alte chinesische Theorie bewiesen.

Damit die Verdauung normal vor sich gehen kann, ist es also notwendig, daß in der Nahrung alle Wandlungphasen enthalten sind. Das heißt, daß die Nahrung eine ausgewogene Mischung von „Geschmäckern", Farben, Gerüchen, Formen und Konsistenzen enthalten muß; Yin und Yang sollten sich in harmonischer Proportion zueinander befinden. Nur unter diesen Bedingungen produziert die Verdauung die optimale Energie, die der Organismus braucht, und entfaltet eine maximale Nährwirkung.

Im Laufe des Verdauungsvorgangs setzt der Speisebrei sehr subtile und reine Elemente frei, die ihre Entsprechung in der reinen Energie (Yang) haben, und gleichzeitig ganz feine Partikelchen, die die Funktion haben, den Organismus und die Organe zu ernähren. Diese ganz feinen oder essentiellen Partikel (Yin) werden von der Milz und der Bauchspeicheldrüse absorbiert und an die anderen Organe verteilt. Durch die Aktion der Galle und ihrer Bitterstoffe sowie der bitteren, sauren oder salzigen Partikel im Speisebrei wird dieser nach unten bewegt.

Wenn die Nahrung zu süß ist, ruft die Yin-Wirkung des Zuckers eine Gärung hervor und hindert den Speisebrei an der Abwärtsbewegung. Es gibt also Blähungen, manchmal begleitet von Übersäuerung und schlechter Verdauung.

Wenn die Nahrung zu salzig oder zu bitter ist, hat sie die Tendenz, zu schnell nach unten zu wandern, und kann nicht genügend verdaut werden.

Wenn die Nahrung zu scharf ist, kommt es ebenfalls zu einer Übersäuerung und Gärung, und die Verdauung ist mangelhaft, weil nun das Yin im Speisebrei sich vom Yang trennt: Die kalten Substanzen verdichten sich nach unten, was zu Durchfall führen kann, und die Yang-Substanzen verflüchtigen sich nach oben und führen zu Blähungen und Aufstoßen.

Die Verdauung versorgt den Organismus auch mit organischen Flüssigkeiten. Auch diese sind in Yin und Yang aufgeteilt, d.h. in Teile, die in Form von Schweiß an die Hautoberfläche und nach außen gehen

(Yang), und schwere Teile, die die Fähigkeit haben, Haare, Haut, Nägel, Gelenke und Knochen zu ernähren (Yin). Wenn im Bereich der Verdauung die Resorption dieser organischen Flüssigkeiten gestört ist, ist es zwangsläufig auch ihre Verteilung, was weiter Störungen hervorruft. Es ist im übrigen ganz logisch, daß eine ungenügende Zufuhr von organischen Flüssigkeiten (Yin) die Gelenke beeinträchtigt, und zwar als erstes diejenigen Gelenke, die dem betroffenen Organ entsprechen.

Nehmen wir an, das Hüftgelenk, das seine Entsprechung im Gallen- und Nierensystem hat, wird ungenügend versorgt: Dies führt zu einer Beeinträchtigung seiner Beweglichkeit, was wiederum zur Arthrose mit Korrosion des Knorpels führen kann. Wenn im Gegenteil in einem Gelenk zuviel Nährflüssigkeit (Yin) vorhanden ist, kann es anschwellen, und das kann auch zur Arthrose führen. Jedes Ungleichgewicht zugunsten von Yin oder Yang zieht ein Ungleichgewicht in der Entsprechung nach sich.

Bei cholerischen Menschen kann die Leber zuviel Yang-Energie erhalten, was den normalen Ausfluß der Galle blockiert; es entsteht also eine Neigung zu Verstopfung, weil im Nahrungsbrei das Bittere der Galle fehlt und er sich deshalb nicht abwärts bewegen kann. Desgleichen ist klar, daß bei längerer Überlastung der Leber der Energieaustausch mit der Gallenblase beeinträchtigt wird. Diese wird unter den Auswirkungen der Trennung von Yin und Yang zu leiden haben: Steinbildung aufgrund der Verdichtung des Yin und Gewebeentzündung aufgrund der Verflüchtigung des Yang.

Wenn aus Mangel an Yang-Energie und einem Überfluß an Yin die Nieren zu stark abkühlen, besteht die Tendenz, daß sich Nierensteine bilden

15. Die Energiebahnen oder Meridiane

Der ganze Organismus ist von zahlreichen Energiebahnen durchzogen, die den verschiedenen Organen entsprechen und Meridiane genannt werden. Wenn ein Organ geschwächt ist, ist auch der zugehörige Meridian geschwächt, und es gibt Störungserscheinungen an der

Oberfläche. Jedes Organ entspricht aber auch bestimmten Geweben: Die Entsprechungen sind folgende:

— Muskeln, Sehnen und oberflächliche Nerven entsprechen dem Holz und der Leber;
— die Blutgefäße entsprechen dem Feuer und dem Herzen (und seiner Hülle);
— das Fleisch entspricht der Erde und der Milz und der Bauchspeicheldrüse;
— die Haut entspricht dem Metall und den Lungen;
— die Gelenke und Knochen entsprechen dem Wasser und den Nieren.

Die Beeinträchtigung eines Organs hat ihre Auswirkungen auf das entsprechende Gewebe, das seinerseits in Mitleidenschaft gezogen wird. Wenn also ein Gewebe erkrankt ist, dann kann man daraus schließen, daß auch das entsprechende Organ erkrankt ist. Zum Beispiel kann man bei einem robusten Menschen, der zu dick ist, darauf schließen, daß Milz und Bauchspeicheldrüse zu kalt und also die Verdauung zu langsam ist. Dasselbe gilt für Zellulitis.

Jede Knochenkrankheit ihrerseits deutet darauf hin, daß die Nieren energetisch gesehen schwach sind, zum Beispiel bei Bandscheibenleiden oder der Scheuermannschen Krankheit.

Man kann eine Krankheit mit einem Baum vergleichen: Die Wurzel ist das Organ, und die Äste sind die äußeren Symptome.

Die Energie, die in den Energiebahnen (Meridianen) zirkuliert, wird Nährenergie genannt (Yin). Es gibt jedoch auch eine Schutzenergie (Yang), die außerhalb der Meridiane zirkuliert und dabei einem Tag-Nacht- und Jahreszeiten-Zyklus folgt. Am Tag befindet sich ein großer Teil dieser Schutzenergie an der Hautoberfläche und steigt in den oberen Teil des Körpers, während sie sich in der Nacht im Körperinneren aufhält. Ebenso ist sie im Sommer mehr an der Oberfläche als im Winter.

So lassen sich die sommerlichen Durchfälle nach dem Genuß sehr kalter Speisen erklären: Der Verdauungsapparat ist in dieser Jahreszeit nicht gut geschützt; man erträgt deshalb auch einen Ernährungsfehler (z.B. ein kaltes Getränk) am späten Abend besser: In der Nacht kann die Schutzenergie, die sich nun im Inneren befindet, die Bemühungen des Magens und des Verdauungsapparates unterstützen.

Die Nährenergie (Yin) zirkuliert nach einem festen Zeitplan in den verschiedenen Meridianen, die ihr Energiemaximum zu den folgenden Zeiten haben:

3 Uhr bis 5 Uhr — Lungenmeridian
5 Uhr bis 7 Uhr — Dickdarmmeridian
7 Uhr bis 9 Uhr — Magenmeridian
9 Uhr bis 11 Uhr — Milz- und Bauchspeicheldrüsenmeridian
11 Uhr bis 13 Uhr — Herzmeridian
13 Uhr bis 15 Uhr — Dünndarmmeridian
15 Uhr bis 17 Uhr — Blasenmeridian
17 Uhr bis 19 Uhr — Nierenmeridian
19 Uhr bis 21 Uhr — Kreislaufmeridian
21 Uhr bis 23 Uhr — Dreifacher-Erwärmer-Meridian
23 Uhr bis 1 Uhr — Gallenblasenmeridian
1 Uhr bis 3 Uhr — Lebermeridian

Die Nährenergie zirkuliert von Meridian zu Meridian, die Schutzenergie außerhalb der Meridiane, von einer Schicht zur anderen, von der innersten bis zur äußersten, über die Mittelschicht des Körpers.

Man könnte die verschieden Energieschichten mit den Hüllen einer Zwiebel vergleichen: die inneren entsprechen dabei dem Yin, die äußeren dem Yang. Ganz innen befindet sich die Schicht des *chüeh Yin*, des sich abschwächenden Yin; sie entspricht dem Frühling, der Leber und dem „Meister des Herzens". Hier ist das Yin schwach, weil das Yang hier gerade seinen Aufschwung nimmt.

Die folgende Schicht ist die des *shao Yin*, des sehr schwachen Yin; sie hat ihre Entsprechung in den Nieren und im Herz, im Wasser und im Feuer.

Die letzte Yin-Schicht ist die des *t'ai Yin*, des sehr großen Yin; diese hat ihre Entsprechung in Milz/Bauchspeicheldrüse und in den Lungen. Es ist die eigentliche Nähr- und Yin-Schicht.

Dann, immer weiter nach außen gehend, kommen die Yang-Schichten. Die erste ist die des *shao Yang*, des sehr schwachen Yang. Sie hat ihre Entsprechung in der Gallenblase und im Dreifachen Erwärmer; das Yin ist hier ziemlich stark und das Yang schwach.

Die nächste Schicht ist die des *Yang ming*, die ihre Entsprechung im Magen und im Dickdarm hat; sie repräsentiert das reine oder „helle" Yang; es ist die Energieproduktionsschicht, die den Blutkreislauf und die Erwärmung der Extremitäten reguliert.

Die äußerste Schicht ist die des *t'ai Yang*, des sehr starken Yang, die ihre Entsprechung im Dünndarm und in der Blase hat. In dieser Schicht, die von allen am stärksten Yang ist, zirkuliert die Schutzenergie, die den Organismus gegen die Einflüsse von außen schützt.

Die Schutzenergie zirkuliert nach folgendem Zeitplan durch die verschiedenen Schichten:

von 24 Uhr bis 2 Uhr und von 22 Uhr bis 24 Uhr im chüeh Yin
von 2 Uhr bis 4 Uhr und von 20 Uhr bis 22 Uhr im shao Yin
von 4 Uhr bis 6 Uhr und von 18 Uhr bis 20 Uhr im t'ai Yin
von 6 Uhr bis 8 Uhr und von 16 Uhr bis 18 Uhr im shao Yang
von 8 Uhr bis 10 Uhr und von 14 Uhr bis 16 Uhr im Yang ming
von 10 Uhr bis 12 Uhr und von 12 Uhr bis 14 Uhr im t'ai Yang.

Dieser Kreislauf einerseits der Schutzenergie und andererseits der Nährenergie ermöglicht in manchen Fällen einen Rückschluß auf die Erkrankung eines Organs, je nach der Tageszeit, in der die Symptome auftauchen.

Die Zirkulation der Schutz- und Nährenergien regelt das Wohlbefinden und die Gesundheit des Menschen. Wenn die Schutzenergie schwach ist, finden störende kosmische Energien ein geschwächtes Terrain vor und können — durch einen Virus, durch Erkältung, Mikroben und anderes — den äußeren Energierhythmus des Menschen stören. Wenn es sich um eine sehr ausgeprägte Schwäche handelt, können Störungen bis in die tieferen Schichten des Menschen vordringen, Organe befallen und schwere Krankheiten auslösen. Ein Mensch mit schwacher Schutzenergie ist zum Beispiel empfindlich gegen Zugluft oder einfach gegen Wind. Er ist anfällig für Viren oder für Staub, die beide dem Wind entsprechen, und bekommt leicht Stirnhöhlenvereiterung, Schnupfen, Heuschnupfen, Asthma, Neuralgien, Rheuma usw.

16. Seelische Einflüsse

Ein Zustand seelischen Ungleichgewichts wirkt immer negativ auf die Nährenergie ein: Die alten Texte sagen, „sie verknotet sich und fließt nicht mehr"; dadurch wird das normale Funktionieren der Verdauung und Ausscheidung beeinträchtigt, und es können schwere Krankheiten entstehen.

Die alten Chinesen haben folgende Analogie gezogen zwischen störenden seelischen Einflüssen und den betroffenen Organen:

- Wut wirkt auf die Leber
- Freude wirkt auf das Herz
- Gedanken wirken auf die Milz
- Traurigkeit wirkt auf die Lungen
- Sorgen und Angst wirken auf die Nieren

Die Wirkung ist so, daß ein Organ, das einem zu starken seelischen Einfluß ausgesetzt ist, geschwächt wird. Andererseits bewirkt das geschwächte Organ eine Steigerung des entsprechenden Gefühls, und es entsteht ein richtiger Teufelskreis.

Ein Mensch mit schwachen Lungen wird oft traurig sein, und seine Traurigkeit schwächt seine Lungen noch weiter. Ein Mensch mit schwacher Leber wird oft wütend, und seine Wut schwächt seine Leber noch mehr, bis die vollständige Blockierung der Energie in diesem Organ schwere Verdauungskoliken hervorruft.

Folgender Fall veranschaulicht die Wichtigkeit des seelischen Gleichgewichts sehr gut und zeigt, wie der obenerwähnte Teufelskreis zustande kommt. Einer meiner Patienten klagte über unerträgliche Beinschmerzen. Bei der Untersuchung stellte ich fest, daß sein Bauch aufgebläht und gespannt war wie eine Trommel. Auf meine Feststellung antwortete er ärgerlich, daß er wegen seiner Beine zu mir gekommen sei und nicht wegen seines Bauches. Ich hatte große Mühe, ihn davon zu überzeugen, daß seine Schmerzen von Verdauungsstörungen herrührten, die vermutlich seelischen Ursprungs waren. Nach und nach vervollständigte sich das Bild. Mein Patient war Vorarbeiter in einer kleinen Fabrik; seine Kollegen arbeiteten schlecht, und er kämpfte gegen ihre Nachlässigkeit und mußte gleichzeitig die Vorwürfe seiner Vorgesetzten über sich ergehen lassen. Diese Zwickmühle rief in ihm eine Belastung der Leberenergie mit Bluthochdruck hervor sowie eine Verlangsamung der Verdauung; an diese Symptome hatte er sich gewöhnt und schenkte ihnen keine Beachtung. Nach mehreren Monaten der Behandlung und mit strenger Diät wurde er gesund. Allerdings folgten auf die Genesung kleine Rückfälle. Da entschloß er sich, die Stelle zu wechseln. Als er einige Monate später wieder zu mir kam, erzählte er, daß er eine Stelle als Arbeiter ohne Verantwortung gefunden habe. Er verdiente weniger, aber opferte nicht mehr seine Gesundheit für die Arbeit und hatte sehr viel mehr Freude am Leben.

17. Erbliche Einflüsse

Der Mensch empfängt einen Teil der Energie von seinen Eltern, und zwar in Form eines Energiepotentials, das die Fähigkeit hat, alle Energiekreisläufe im Organismus aufrechtzuerhalten. Diese angeborene oder „Erbenergie" ist es, die die Veranlagung zu bestimmten Krankheiten oder Anfälligkeiten im Menschen bestimmt.

Die Erbenergie hat ihren Sitz in den Nieren, dem Organ, das die Chinesen mit der Wurzel des Lebens gleichsetzen. Die Nieren herrschen über die sogenannten „Wunderorgane", ein System von Organen, die als „wunderlich" bezeichnet werden, weil sie nicht denselben Gesetzen unterstehen wie die anderen: das Gehirn, das Rückenmark, der Blutkreislauf, das Leber-Gallen-System, die Knochen und die Sexualorgane.

Diese Organe gelten als „wunderlich", weil sie nicht den typischen Gesetzen der Hohlorgane (Arbeit, Umwandlung) und auch nicht denen der Speicherorgane (Speicherung) gehorchen. Sie haben keinen ,,persönlichen'' Meridian und nehmen auch nicht direkt am Stoffwechsel teil.

18. Woher kommen unsere Krankheiten?

Im Sinne der chinesischen Medizin sind Krankheiten energetische Störungen im Organismus, die sich durch ein Ungleichgewicht von Yin und Yang manifestieren, das verschiedene Ursachen haben kann:

1. Eine Energieschwäche der Nieren oder der ,,Wunderorgane'', die Erbkrankheiten oder eine ausgeprägte Krankheitsanfälligkeit hervorrufen kann.

Energieschwäche kann, außer von einer erblichen Veranlagung, auch von großer Angst kommen (z.B. bei einem Unfall), von Schlaflosigkeit oder Schlafmangel, von Streß oder übermäßiger sexueller Aktivität. Tatsächlich geschieht es oft, daß ein Mensch sich nach einem Unfall nicht mehr so recht erholt, auch wenn er nur leicht verletzt wurde. Das ist auf die Entladung des Energiepotentials der Nieren zurückzuführen, die durch die bewußte oder unbewußte Angst während der kurzen Dauer des Unfalls hervorgerufen wurde.

2. Psychosomatische Einflüsse, die die Organe schwächen und ein energetisches Ungleichgewicht hervorrufen.

Verschiedene Situationen von seelischer Belastung, wie berufliche Ängste, Unsicherheitsgefühle, übertriebene Angst in bestimmten Situationen oder übertriebenener Stolz schlagen sich auf bestimmte Organe nieder und bringen ihre Energie zum Stocken, was ein Stagnieren des Energiekreislaufs bewirkt und eine Störung aller von dem betroffenen Organ beherrschten Körperteile.

3. Ungesunde oder unregelmäßige Ernährung, die eine unzureichende Energieproduktion durch die Verdauung bewirkt und eine Beeinträchtigung der Organe durch die mangelhafte oder übermäßige Zufuhr bestimmter ,,Geschmäcker'' nach sich zieht.

Die Störung wirkt also auf zwei Ebenen: einmal auf der Ebene der zirkulierenden Energie (Yang) und zum anderen auf der Ebene der resorbierten „Geschmäcker" (die in Energiereserven umgewandelt werden = Yin). Dadurch gerät wiederum der Energiefluß ins Stocken, und alle von den betroffenen Organen regierten Körperteile sind einer Störung unterworfen. Es können aber auch andere Störungen auftreten: Wenn ein Geschmack von einem Organ nicht assimiliert wird, dann verteilt er sich auf andere Körperteile und ruft Krankheiten hervor, zum Beispiel Zuckerkrankheit (süß) oder Juckreiz (sauer).

Es entsteht hierbei ein Überfluß der Energie, die für das Organ, das seine eigene Energie nicht mehr umwandeln kann, typisch ist, und dieser Energieüberfluß ruft Krankheiten hervor.

Bei der Leber (Holz) entsteht ein Überschuß an Wind, an Bewegung, also Blähungen, Krämpfe, Schmerzen usw. Bei der Milz (Erde) gibt es einen Überschuß an Feuchtigkeit, mit teigigem Stuhlgang, Ödemen, Schwellungen in den Gelenken, Bandscheibenschäden usw. Bei den Lungen (Metall) entsteht ein Überschuß an Trockenheitsenergie, mit trockener Haut und trockenen Schleimdrüsen, Abmagerung, Haarausfall, Ekzemen usw. Bei den Nieren (Wasser) entsteht übermäßige Kälte, mit kalten Händen und Füßen, einem Kältegefühl, Nierensteinen usw.

4. Einflüsse von störender kosmischer Energie, wie Wind, Feuchtigkeit, Trockenheit, Kälte oder mehrere dieser kosmischen Energien gleichzeitig, die sogenannte äußere Krankheiten hervorrufen können.

Wenn die Schutzenergie des Patienten schwach ist, können diese kosmischen Energien tiefer in ihn eindringen und sich in den Meridianen ausbreiten, um dann, wenn auch die Abwehrenergie sehr schwach ist, bis in die Organe vorzudringen und schwere Krankheiten zu verursachen (z.B. eine Erkältung mit nachfolgender Lungenentzündung oder eine Angina mit nachfolgendem Nierenleiden).

Da die störenden kosmischen Energien nur bei schon vorhandener Schwächung in den Organismus eindringen, kommen sie zu einem Überschuß an organtypischer Energie und typischem Geschmack hinzu (siehe oben) und verstärken die schon vorhandenen Symptome.

5. Unfälle, die sich zweifach auswirken:

Einmal erleiden die traumatisierten Körperteile Energiestörungen, zum Beispiel durch Quetschung oder Verstauchung. Zum anderen entstehen organische Störungen, wie Blutergüsse und Gewebezerstörungen, Brüche beispielsweise.

6. Vergiftungen, die auf zu starker Yin- oder Yangwirkung beruhen. Sie erzeugen erhebliche Störungen des Energiehaushalts; so bewirkt eine Vergiftung durch Knollenblätterpilz *(amanita phalloïdes)*, der eine starke Yin-Wirkung hat, einen vollständigen Stillstand der Energieproduktion und sehr oft den Tod.

Die Fehler der westlichen Küche sind zahlreich:

19. Fehler in der Zusammensetzung der Speisen

Die Lebensmittelindustrie und die „Wissenschaft" empfehlen uns eine denaturierte Ernährung und geben sich damit zufrieden, uns eine bestimmte Mischung von heute bekannten Vitalsubstanzen, wie Vitaminen, Spurenelementen, Gluciden, Lipiden, Proteinen usw. zu verordnen, mit soundsoviel Kalorien pro Tag. Man gibt sich große Mühe, die Grundnahrungsmittel zu verändern, zu „raffinieren" — ein Ausdruck, der an eine Verbesserung denken läßt. Man entfernt die sogenannten Abfallstoffe durch oft sehr giftige Verfahrensweisen, dann fügt man einige synthetische Substanzen hinzu, um die Farbe und den Geschmack zu „verbessern".

Ich möchte hier ein paar Zeilen aus dem *Huang-ti Nei-ching* zitieren, einer der ältesten Schriften der chinesischen Medizin: „Die Pflanzen bringen die fünf Farben hervor. Die Pflanzen bringen die fünf Geschmäcker hervor. Es ist unmöglich, die Beschaffenheit der fünf Geschmäcker genau zu bestimmen. Obwohl jeder Mensch seine ganz eigenen Bedürfnisse hat, geht jeder Geschmack und jede Farbe an den Ort, wo sie hingehören."

Trotz der Vielzahl der verschiedenen Substanzen, die in Pflanzen derselben Gattung enthalten sind, und trotz der Vielzahl der Gattungen, haben Farbe und Geschmack immer eine Wirkung auf den Ort im Mikrokosmos, der ihre Entsprechung ist, ohne daß sie dorthin gelenkt oder künstlich aus ihrem natürlichen Zusammenhang gerissen werden müssen.

Indem sie bestimmte Phänomene extrapoliert, meint die Wissenschaft, all die vielschichtigen Vorgänge, die sich in der Natur abspielen, verstehen und lenken zu können. Industrie und Handel, von wirtschaftlichem oder Profitdenken getrieben, reißen sich um die Forschungsergebnisse. Diese Entwicklung wird vor allem in der Ernährung spürbar, in der Pharmakologie und der Agrochemie. Gewöhnlich merkt man erst Jahre nach der Einführung eines „sehr nützlichen und unschädlichen" Produktes in die normale Ernährung die unwiderruflichen Schädigungen, die es hervorgerufen hat.

Das Fehlen einer übergreifenden Sicht und das gleichzeitige unumschränkte Vertrauen in unsere Wissenschaft und Technik sind die Ursache für die geistige Kurzsichtigkeit, mit der wir schließlich die Natur zerstören werden. Die Harmonie, die die Natur aus sich selbst heraus aufrechterhält, ist gestört, und wir stehen auf einmal einer ganz neuen Situation gegenüber, nämlich der inneren und äußeren Vergiftung. Der blinde Glaube an die Wohltaten der Wissenschaft und der Technik hat uns alle, zumindest für einen Moment, in die Falle gelockt.

Es ist jedoch so, daß die Natur die Dinge gut macht und daß es heikel ist, sie besser machen zu wollen, zumindest was die Nahrung anbelangt; man versucht, mit chemischen Düngemitteln ständig die Erträge zu steigern und die Natur zu übertreffen . . . über die tatsächlichen Resultate läßt sich jedoch streiten. Unter dem Einfluß der chemischen Düngemittel entwickeln sich zum Beispiel die Weizenkörner eine Zeitlang besser, hören dann jedoch auf zu wachsen. Daß sie in Wirklichkeit weniger vitale Substanzen enthalten, wird man erst nach ein paar Jahren bemerken.

Man muß die falschen Ideen, die Wissenschaft und Werbung uns einimpfen wollen, beim Namen nennen. Sie messen einigen isolierten Substanzen eine übertriebene Wichtigkeit bei. Der Organismus braucht aber nicht ein paar Vitamine oder soundsoviel Kalorien, sondern vielseitige Mahlzeiten, die alles enthalten, was die Natur und die Jahreszeit zu bieten haben. Um ein Haus zu bauen, genügt es nicht, sich die Ziegelsteine, den Zement und die Dachziegel zu besorgen, man braucht auch bestimmte Größen von Ziegeln, verschiedene Mischungen von Zement, verschieden lange Balken, verschiedene Hölzer usw. Desgleichen braucht unser Organismus eine große Vielfalt an Substanzen, und das an jedem Tag unseres Lebens, weil die Zellen sich in ständiger Veränderung befinden, ebenso wie wir ein Haus verändern, um es den wechselnden Erfordernissen anzupassen.

Aber schauen wir einmal näher an, woraus wir unseren Organismus aufbauen. Wir müssen beispielsweise, anstelle der natürlichen Butter, die unsere Eltern aßen, eine „behandelte" Butter verwenden, die monatelang tiefgefroren war und oft synthetische Farbstoffe und Vitamine enthält. Nicht nur, daß manche dieser künstlichen Zusätze Krebs hervorrufen können, sondern durch übermäßige Kühlung wird auch die energetische Wirkung der Nahrungsmittel zerstört oder doch zumindest verlangsamt. Das haben wir alle irgendwann einmal festgestellt: Tiefgekühlte Früchte haben einen Teil ihres Geschmacks und ihres Duftes verloren. Nach der alten chinesischen Wissenschaft erklärt sich das aus der Tatsache, daß die Kälte die Energie- und Geruchspartikel neutralisiert oder zerstört, die für die Verdauung und Aufrechterhaltung des Energiekreislaufs im Organismus notwendig sind.

Das Mehl ist „gesäubert" und von „Unreinheiten" befreit. Das Getreide, das wir zum Brotbacken benutzen, enthält jedoch in seinem Korn unter anderem eine ganz außerordentliche Konzentration von Vitamin B1, das für den Umsatz der Glucide (früher Kohlehydrate genannt) gebraucht wird; wenn dieser gestört ist, entsteht zum Beispiel Diabetes. Und man wundert sich, daß es immer mehr Diabetiker gibt! Auch wenn man das Vitamin B_1 künstlich hinzufügt, ist es unmöglich, die *natürliche* Ausgewogenheit wieder herzustellen.

Das Fleisch enthält Konservierungsstoffe, Farbstoffe, und oft ist es tiefgefroren. Der Zucker ist raffiniert, hauptsächlich aus ästhetischen Gründen. Viele Länder stellen Zucker aus Zuckerrüben her, einer Wurzel, deren natürliche Eigenschaften viel mehr Yin sind als die des Zuckerrohrs, das deshalb vorzuziehen ist. Es gibt also beträchtliche Unterschiede in den Lebensmitteln, je nach der Pflanze, aus denen sie hergestellt werden. Die Qualität eines Nahrungsmittels, ob es seiner Natur nach Yin oder Yang ist, wird von der lebendigen Pflanze bestimmt, nicht von der chemischen Formel oder der Anzahl der Kalorien.

Manche Mineralwasser werden durch die Beimischung von Geschmackstoffen und Süßmitteln zu „Limonade" gemacht. Mit viel Werbung werden diese Produkte dann verkauft, als Ersatz für natürlichere Getränke. Die meisten Menschen sind sich jedoch nicht wirklich dessen bewußt, was ihnen die Industrie da zu schlucken gibt.

In ihrer Unwissenheit beschweren sie sich vielmehr über die kleinen schwarzen Pünktchen im Vanilleeis, wenn ein Hersteller für das Eis natürliche Aromastoffe verwendet!

Und es ist sehr wohl unsere verehrte kausale und analytische Wissenschaft, die solche Verzerrungen des Denkens gestattet. Sie beruht auf spezialisiertem Teilwissen, das nicht alle Faktoren berücksichtigt und auch nicht, wie diese Faktoren alle einen gemeinsamen Zusammenhang bilden; die Forschung hat keine andere Motivation als die Gewinne der Hersteller. Es ist verblüffend zu sehen, in welchem Ausmaß man bei dieser Art von gewinnsüchtiger Forschung und ihren Ergebnissen wichtige wissenschaftliche Faktoren außer acht lassen kann.

Wo die alten chinesischen Texte davon sprechen, wie wichtig die fünf Farben in den Mahlzeiten sind, und dabei an die natürlichen Farben der Gemüse, Früchte und Getreide denken, findet man auf dem amerikanischen Markt Corn-flakes in allen Farben, „weil die Kinder buntes Essen lieber mögen". . . Welch Unterschied in der Einstellung! Bei dieser Nahrungsmittelindustrie voller künstlicher Farbstoffe ist es nicht erstaunlich, daß chronische Krankheiten im Zunehmen sind.

20. Ernährungsfehler im Laufe unseres Lebens

Gleich zum Beginn ihren Lebens wird den Neugeborenen die Muttermilch entzogen. In den „modernen" Entbindungsstationen wird den frisch entbundenen Müttern durch Hormonspritzen der Milchfluß gestoppt, und das oft, ohne sie überhaupt nach ihrer Meinung zu fragen. Diese Vorgehensweise verringert gewiß die Gefahren von Brustabszessen bei der Mutter und Entzündungen beim Neugeborenen. Es ist auch hygienischer, das Neugeborene mit künstlicher Milch zu füttern; außerdem macht es dem Personal weniger Mühe, und vom „wissenschaftlichen" Standpunkt aus gesehen läuft es, was Kalorien, Vitamine,

Spurenelemente usw. angeht, auf dasselbe hinaus. Die Brust der modernen Frau ist bald nichts anderes mehr als ein überflüssiges Dekorationsobjekt.

Unglücklicherweise ist die Lage viel ernster, als man denkt. Das Neugeborene bildet mit Hilfe der Muttermilch seine Darmflora, die es ihm ermöglicht, Giftstoffe, die sich während der Zeit im Mutterleib in seinem Körper angesammelt haben, auszuscheiden. Nun versagen die Trockenmilchprodukte beim Aufbau dieser Flora, und der Organismus des Säuglings muß Hilfsmittel finden, wie er sich seiner Gifte entledigen kann. Er reagiert also mit laufenden Entzündungen, wie Durchfall, Schnupfen usw., die sofort mit Antibiotika behandelt werden. Diese unterbrechen die Ausscheidung der Gifte und verändern nochmals die Darmflora, bei gleichzeitiger Wirkung auf die Struktur der Schleimhäute. Dieser Teufelskreis schwächt ganz offensichtlich die Konstitution des Kindes schon im frühesten Alter.

Die Anwendung von Antibiotika wird kategorisch so gerechtfertigt: „Man kann nicht zulassen, daß eine Entzündung sich ausweitet, das ist gefährlich für den Kranken, man würde sein Leben aufs Spiel setzen, da hat man keine andere Wahl." Von vornherein wird die andere Möglichkeit der biologischen Medizin ausgeschlossen, die unschädliche und sehr wirkungsvolle Mittel kennt. Nur daß diese von der offiziellen Wissenschaft nicht anerkannt werden, weil ihre Anwendung nie einem wissenschaftlichen Studium unterzogen wurde, da die Verwalter der Geldmittel für solche Studien nur Verachtung übrig haben.

Der Säugling (der diese Behandlung glücklich überlebt hat) wird nun mit völlig zerkochtem Gemüsebrei gefüttert, dem man ein wenig Fleisch zufügt, und, um eventuelle Ernährungslücken gutzumachen, so viele künstliche Vitamine, wie man nach dem aktuellen Wissensstand für notwendig hält, ohne sich groß darum zu kümmern, inwieweit die Darmschleimhäute diese aufnehmen können.

Man braucht sich nicht mehr darüber zu wundern, wenn die Kinder eine schwache Konstitution haben, aber künstlich aufgepäppelt sind. Manche machen sogar eine Behandlung mit Antibiotika nach der anderen durch. Es ist außerdem zu beobachten, daß viele Kinder in diesem Jahrhundert der synthetischen Medikamente und Vitamine einen rachitischen Brustkorb haben. Die Fälle von Allergie häufen sich, und man findet allergische Reaktionen auf alle möglichen Dinge, hauptsächlich Staub, Blütenpollen und bestimmte Lebensmittel. Paradoxerweise treten am Ende des 20. Jahrhunderts auch immer häufiger chronische Krankheiten bei Kindern auf.

Hinsichtlich Yin und Yang kann man sagen, daß unsere Nahrung und die Behandlungen mit chemischen Medikamenten zu sehr Yin sind und daß deshalb das Yang überfließt und, nachdem es sich vom Yin getrennt hat, nach oben steigt. Das wirkt sich in übermäßigem Wachstum und Nervosität bei gleichzeitiger Mattigkeit aus. Man versteht nun besser, daß die Jugendlichen maßlosen Lärm und grelle Lichteffekte brauchen, um sich zu vergnügen, wenn auch ihre Mattigkeit sie eigentlich eher ins Bett treiben müßte. Hat nicht auch das Drogenproblem eine seiner Wurzeln in dieser Situation? Und auch der chronische Widerspruchsgeist? Nachforschungen haben den Beweis erbracht, daß zwischen unausgewogener Ernährung und einer gewissen Aggressivität bei einem Teil der Jugendlichen ein Zusammenhang besteht.

Im übrigen genügt es, einen vom Osten geschulten Blick auf die tägliche Speisefolge von Jugendlichen und Erwachsenen zu werfen: Das Frühstück besteht aus Kaffee oder Tee mit Milch und Zucker, Weißbrot, Butter und Marmelade. Alles ist süß, alles enthält Kohlenwasserstoffe. Das Mittagsmahl setzt sich aus Fleisch und zerkochtem Gemüse zusammen; die Gewürze und Soßen kommen aus der Tüte; es gibt vielleicht ein bißchen Salat, Nudeln, Reis oder Kartoffeln, noch ein kleines Dessert aus der Dose, und das Ganze wird begossen mit Wein, Coca-Cola oder Wasser. Die Abendmahlzeit ähnelt der Mittagsmahlzeit. Gewöhnlich werden die Mahlzeiten hinuntergeschlungen, ohne oder fast ohne zu kauen. Die einzigen vorhandenen Geschmacksrichtungen sind salzig, süß oder sauer.

Sehr oft sind die Gerichte zu einem dicken Brei zerkocht, der in luxuriösen Restaurants mit Butter und in den anderen mit undefinierbaren Fetten übergossen wird. Die Verdauungssäfte können eine solche Nahrung nur mit großer Mühe verarbeiten, daher das Schweregefühl nach den Mahlzeiten. Die meisten Leute sind ihre schlechte Verdauung so gewohnt, daß sie, da sie es gar nicht anders kennen, behaupten, Kieselsteine verdauen zu können. Obendrein sind die Verdauungssäfte fast immer durch Getränke, die es zum Essen gibt, verdünnt, und das verlangsamt die Verdauung noch erheblich, ohne eine angemessene Aufnahme der wenigen energetisch wertvollen Elemente zu gewährleisten, die der arme Speisebrei des so reichen modernen Menschen enthält.

Um herauszufinden, ob die Verdauungssäfte die Gesamtheit des Speisebreis durchdringen können, kann man folgendes Experiment machen: Man formt eine kleine Kugel aus der Nahrung und gießt einen Tropfen rote Tinte darauf. Wenn die Farbe bis ins Innere der Kugel vordringt und sie durchtränkt, werden die Verdauungssäfte auch soweit vordringen. Wenn jedoch die Farbe sich nur auf der Oberfläche ausbreitet, ohne tiefer einzudringen, werden auch die Verdauungssäfte nicht eindringen. Diese Nahrung verbraucht also zu ihrer Verdauung Energie, anstatt Energie zu liefern.

Wie schon weiter oben angedeutet, verliert tiefgefrorenes Obst seinen Geschmack. Mit seinem Geschmack verliert es aber auch einen Teil seiner Nahrungsenergie. Dasselbe gilt für alle tiefgekühlten Nahrungsmittel. Immerhin kann man nach den alten chinesischen Theorien zu kalte Nahrungsmittel, die also Yin sind, wieder reaktivieren, indem man sie leicht kocht und scharfe (Yang) Gewürze hinzufügt.

Die Farbstoffe, die vielen Nahrungsmitteln künstlich hinzugefügt werden, sind ebenfalls sehr schädlich, und erst kürzlich mußten wir erfahren, daß die Wissenschaft nach Jahren, in denen sie immer benutzt wurden, ihre krebsfördernden Eigenschaften entdeckte.

In diesem Zusammenhang ist zu sagen, daß den neuen wissenschaftlichen Entdeckungen auf dem Gebiet der Ernährung und der Pharmazie mit großer Vorsicht zu begegnen ist. Auch wenn bei der Entdeckung neuer Substanzen einige Jahre lang ihre vollkommene Unschädlichkeit durch Tests bewiesen zu sein scheint, so ist das doch eine Illusion. Leider entdeckt man oft erst nach langem Gebrauch, daß dieses oder jenes Produkt in Wirklichkeit außerordentlich giftig ist, und zieht es aus dem Verkehr. Ich denke hierbei zum Beispiel an das Thalidomid, verschiedene Insektizide, Farbstoffe und Konservierungsmittel.

Es ist übrigens recht interessant zu sehen, daß all unser Wissen des

20. Jahrhunderts es uns nicht ermöglicht, Weizen so lange zu lagern, wie die Ägypter unter der Herrschaft der Pharaonen es konnten: Die Weizenkörner, die in den Pyramiden gefunden wurden, hatten nach 2000, ja sogar 3000 Jahren ihre ganze Keimkraft behalten. Ich frage mich, wie unser Getreide nach 2000 Jahren aussehen würde. Was für die Farbstoffe gilt, trifft auch auf die künstlichen Geschmackstoffe zu. Leider ist die gegenwärtige Tendenz die, den Nahrungsmitteln immer größere Mengen synthetischer Aromastoffe zuzusetzen, vermutlich aufgrund einer gewohnheitsmäßigen Abstumpfung und um der Mode zu folgen, die auch in der Ernährung ihre Rolle spielt.

In diesem Zusammenhang möchte ich auf eine Klage der Gastwirte in der welschen Schweiz hinweisen, die in der Tagespresse erschien. Sie hatten festgestellt, daß sie ihre Kundschaft verloren, wenn sie die Durchschnittsqualität ihrer Speisen nicht verringerten. Tatsächlich beruht unsere moderne technische Zivilisation nicht nur auf der monosexuellen Mode, was keine schlimmen Nachteile mit sich bringt, sondern auch auf einem „Einheitsfraß", was schwerwiegendere Folgen hat.

21. Fehler der Speisenzubereitung

Das, was wir vorgesetzt bekommen, wenn wir „gut essen gehen", ist übrigens kaum besser, zumindest was unseren Organismus und unseren Geldbeutel anbelangt! Ich stoße hier an ein allmächtiges Tabu. Unsere merkantile „Bluff"-Zivilisation führt uns zu einem Kult des „großen Fressens", das natürlich auch noch im Übermaß begossen werden muß.

Daraus entstehen zunächst einmal hohe Ausgaben für Essen, später dann für Medikamente. Wenn man das Problem näher betrachtet, entdeckt man mehrere Fehler, die in der Zubereitung der Speisen liegen. Das Gemüse wird normalerweise zu stark gekocht, dann in zerlassener Butter geschwenkt, wodurch es besonders schwer verdaulich wird, weil das Fett das Eindringen der Verdauungssäfte verhindert. Des weiteren sind die Mahlzeiten zu umfangreich für die Verdauungskräfte des

Organismus, und man ißt außerdem oft abends zu spät, so daß die Verdauung in eine Zeit fällt, die normalerweise der Ruhe der Verdauungsorgane vorbehalten ist. Und wenn auch die großen ,,Chefs'' der modernen französischen Küche sich bemühen, verdauliche Speisefolgen anzubieten, so bleibt ihre Küche doch immer noch zu schwer, besonders wenn man bedenkt, daß in unserer Zeit die Verdauungskräfte durch den allgemeinen Streß sehr verrringert sind.

Wenn wir diese Probleme unter einem anderen Gesichtspunkt betrachten, stoßen wir wieder auf das westliche Denken, das uns, durch seine wissenschaftliche Analyse der Verdauung, eine einseitige Sichtweise für deren Physiologie vermittelt. Wir wissen zwar ganz genau, wie sich die Verdauungssäfte zusammensetzen, wie sie wirken und produziert werden, die Zeitabfolge ihrer Wirksamkeit lassen wir jedoch hartnäckig außer acht, unter dem Vorwand, daß eine solche Zeitabfolge nicht wissenschaftlich bewiesen ist.

Wiederholte Empfehlungen, am Abend nicht zu viel zu essen, werden nicht ernst genommen, denn man hält naiv an dem Glauben fest, daß ein guter Aperitif genügt, um die Verdauungskräfte jederzeit anzuregen. Das ist ganz und gar widersinnig, denn der Organismus ist viel stärker an einen festen Zeitplan gebunden als unser Geist, besonders wenn dieser Geist analytisch arbeitet. So erzeugt jedes späte ,,Häppchen'' eine Disfunktion im Organismus, der dadurch mit der Zeit krank wird — eine logische Folge, besonders wenn man bedenkt, daß andere Faktoren, wie Streß, Übermüdung, Gifte in der Nahrung und chemische Arzneimittel zur Behandlung der Symptome anstelle der Ursachen, sich gleichzeitig anhäufen. Wenn jedoch infolge einer solchen Anhäufung von Faktoren eine schwere Krankheit, wie etwa Arteriosklerose, ein Tumor oder ein Herzinfarkt, entsteht, so macht der analytische westliche Geist dafür entweder das Cholesterin verantwortlich oder ein paar andere wenig erforschte Faktoren, ohne sich der Gesamtheit der Wurzeln des Übels bewußt zu werden.

22. Fehler in der Produktion unserer Nahrungsmittel

In der Landwirtschaft wird überall mit chemischen Produkten gearbeitet, außer manchmal noch in den bäuerlichen Gemüsegärten. Man verwendet künstliche Düngemittel, um Obst und Gemüse zum Wachsen anzuregen; diese wirken auch tatsächlich, aber es geht auf Kosten der Qualität. Man erhält so Obst und Gemüse, das sehr schön anzusehen ist, jedoch sehr wenig Geschmack und einen sehr reduzierten Nährwert hat und ganz erstaunlich dazu neigt, rasch zu verfaulen. Obst und Gemüse aus biologischem Anbau, das nicht chemisch stimuliert wurde, hält sich hingegen viel besser.

Ich erinnere mich an die hervorragenden Äpfel, die es vor dem Krieg gab; man konnte sie bis zum Mai des folgenden Jahres im Keller lagern, und sie behielten sowohl ihr Aroma als auch ihre Festigkeit. Jetzt bewahrt man Obst in der Tiefkühltruhe auf, wo es seinen Nährwert verliert, jedoch nicht seine Kalorien.

Milch, Eier und Fleisch sind zu Produkten von sehr fragwürdiger Qualität geworden, denn ihre Produktion wird künstlich stimuliert. Das Viehfutter wird in zahlreichen Silos chemisch konserviert, und diese Silos verunstalten nicht nur die Landschaft, sondern verbessern auch nicht den Nährwert des Futters. Aber der Ertrag, und er allein, stimmt, was alle Nachteile rechtfertigt.

In Legebatterien werden Hennen aufgezogen, die nicht wissen, was ein Hahn ist — und sterile Eier legen. Aber diese Eier haben (fast) die gleiche Schale wie die der freien Hennen, und die Wissenschaft findet in den Eiern genauso viele Kalorien; was wünscht man sich mehr?

Man könnte tatsächlich sagen, unsere Grundnahrungsmittel sind schon Konserven — und wir machen noch einmal Konserven davon! Diese Konserven stellen übrigens ganz ohne Zweifel ein Problem dar. Zuerst werden die Nahrungsmittel derart lange gekocht, daß ihnen nur noch ein Minimum an Nährwert verbleibt, und dann kommen noch Konservierungsstoffe hinzu, die nicht dazu dienen, ihre Qualität zu erhöhen. Gewiß, die wissenschaftliche Analyse ergibt einen ausgezeichneten Kaloriengehalt; aber wir haben gesehen, daß Kalorien nicht alles sind . . .

Insektizide und Pestizide stellen uns ebenfalls vor Probleme. Natürlich ist nur ein Minimum erlaubt, das wissenschaftlich gesehen „unschädlich" ist — aber es ist die chemische Industrie, die die zu verwendenden Produkte empfiehlt, und die angegebenen Dosen werden oft genug übertreten. Kontrollen finden nur sporadisch statt, was keinesfalls eine Garantie für alles Obst und Gemüse gewährleisten kann.

Im übrigen sind diese Giftstoffe auch in kleinen Dosen außerordentlich schädlich, denn sie akkumulieren sich in den Geweben. Analysen können täuschen, weil diese Stoffe sich im Inneren der Pflanzen umwandeln und zu anderen Produkten werden, die manchmal giftiger sein können als die auf den Feldern versprühten. Diese neuen chemischen Verbindungen werden nicht analysiert und gewöhnlich nicht einmal aufgespürt, da die Analyse darauf ausgerichtet wird, die chemischen Stoffe zu finden, die am Anfang da waren . . .

Und die Schäden, die früher oder später entstehen, lassen sich überhaupt nicht messen. Wenn man bedenkt, daß in der Homöopathie noch unendlich hohe Verdünnungen wirksam sind, muß man sich fragen, ob die wissenschaftlich festgelegten Toleranzgrenzen überhaupt sinnvoll sind.

Die chemische Umweltverschmutzung kann man schon aus den Autofenstern sehen: Überall durchziehen stark befahrene Straßen Weinberge und bebautes Land, als ob die Pflanzen und Früchte gegen die Abgase und das darin enthaltene Blei immun wären. Man wundert sich, daß die Seen zuviel Quecksilber enthalten; dabei braucht man nur in ein Dorf zu gehen, und man wird erstaunt sein über die Mengen von chemischen Produkten, die über die Felder gekippt werden.

Und das Trinkwasser! Man desinfiziert es mit Chlor, und schon gibt es keine Probleme mehr . . . Kann etwa Chlor aus dem mit Mikroorganismen durchsetzten Wasser ein gesundes Getränk machen? Und das Wasser der öffentlichen Schwimmbäder? Dank Chlor ist es nach den Maßstäben der Wissenschaft sauber und unschädlich, aber die Zahl der Personen, die sich beim Schwimmen in öffentlichen Badeanstalten Krankheiten zuziehen, ist leider ziemlich eindrucksvoll.

23. Die Abkehr vom alten Wissen

In unseren Tagen gibt es wenige Menschen, die die wilden Heil- und Würzkräuter kennen. Die natürlichen Düfte der Kräuter wurden durch industriell hergestellte Aromastoffe ersetzt. Diese liefern jedoch nur den Geschmack, nicht aber die Wirkung der Pflanze, die zum Beispiel helfen würde, ein schweres Gericht zu verdauen. Wir haben uns nach und nach an den Geschmack der künstlichen Aromastoffe gewöhnt; infolgedessen kennt die große Mehrzahl der Verbraucher das natürliche Aroma der Kräuter gar nicht mehr.

Dasselbe gilt für die Kräutertees. Kaffee, Tee, alkoholische Getränke und Limonaden sind an ihre Stelle getreten. Die medizinische Wirkung der Pflanzen wird ersetzt durch angeblich wirksamere chemische Medikamente.

Indem wir in der Nahrung nur eine materielle Versorgung suchen und die energetische Seite außer acht lassen, entfernen wir uns immer mehr von einem ausgewogenen Gleichgewicht aller Funktionen in unserem Organismus.

24. Modediäten — oder die Diätmode

Es genügt, ein Buch mit phantasievollen neuen Ernährungstheorien ohne irgendwelche ernstzunehmenden Grundlagen herauszubringen, und schon werden eine Menge Leute die neue Diät ausprobieren. „Haben Sie gelesen, gehört, was X geschrieben hat? Meine Tante, mein Freund, mein Bruder . . . hat diese Diät gemacht, und jetzt geht's ihm viel besser . . ." Dieses Argument genügt schon. Daß manche Diätverordnungen in bestimmten Krankheitsfällen hilfreich sein können, steht außer Frage, aber davon ausgehend eine Nahrung zu sich zu nehmen, die für Kranke bestimmt und oft recht willkürlich ausgesucht ist, das ist wirklich eine Krankheit des Westens!

25. Die Rohkostdiät

Viele Leute haben sich auf Rohkost verlegt, überzeugt unter anderem von dem wichtigen Argument, daß Rohkost mehr Vitamine enthält als gekochte Nahrung. Was die Rohkostanhänger vergessen, ist jedoch, daß der menschliche Organismus nicht mit einem speziellen Verdauungstrakt für Zellulose ausgestattet ist, wie ihn die Wiederkäuer oder die Ratten und Kaninchen haben. Nach Baumgärtel wird „. . . nur ein minimaler Teil der mit der pflanzlichen Nahrung aufgenommenen Zellulose von Mikroben im menschlichen Darm zersetzt, während der größte Teil . . . unbenutzt im Stuhlgang ausgeschieden wird". Zahlreiche Substanzen, die in den Pflanzenteilen enthalten sind, werden also im Rohzustand nicht aufgenommen, denn die Zellmembran verbleibt nicht lange genug im Verdauungsapparat, um aufgelöst zu werden. Nur Menschen mit einem sehr soliden Verdauungsapparat und einer robusten Gesundheit können sich diese Art von Ernährung erlauben. Mit einer starken Konstitution und guten Verdauung kann man vielleicht Rohkost vertragen und die Nährstoffe in ausreichender Menge assimilieren. Ein Mensch mit schwachen Verdauungskräften hingegen wird bei vegetarischer Rohkosternährung nicht genügend Nährstoffe bekommen. Rohkost verbraucht mehr Energie für die Verdauung, als sie dem Organismus zuführt, woraus eine ständige Schwächung entsteht. In bestimmten Fällen mag es angezeigt sein, eine Zeitlang nur Rohkost zu essen. Wenn nämlich die Verdauungskapazität schon geschwächt ist und wenn der Patient zu dick ist, kann diese Ernährungsweise mit einer Fastenkur gleichgesetzt werden, bei der zahlreiche Gifte ausgeschieden werden können und eine Abmagerung erfolgt: In der Tat wird praktisch nichts von dem, was man ißt, absorbiert.

26. Die Anticholesterindiät

Seit man entdeckt hat, daß ein zu hoher Cholesterinspiegel gleichzeitig mit Arteriosklerose auftritt, fürchtet man das Cholesterin wie die Pest.

Cholesterin ist eine lebenswichtige Substanz, und nur ein zu hoher

Cholesteringehalt im Blut kann zu einem Krankheitszustand führen; dieser Überschuß kann im übrigen vom Organismus produziert werden und kommt nicht notwendigerweise aus der Nahrung. Die Anticholesterindiäten verdammen vor allem Butter — Schweineleber enthält jedoch fast doppelt soviel Cholesterin und Kalbshirn zehnmal soviel.

Kaum jemand bedenkt, daß auch andere Faktoren zu erhöhtem Cholesteringehalt im Blut und so zu Arteriosklerose führen können. Wie immer geht das westliche Denken analytisch vor, es sucht eine einzige Ursache und isoliert so den erstbesten Faktor, der für einen Krankheitszustand verantwortlich sein könnte. Als ob er allein die Ursache sei, während doch die Krankheit auf eine Gesamtheit von Faktoren zurückzuführen ist!

27. Die Zitrusdiät

Wenn man längere Zeit hindurch saure Früchte wie Grapefruits, Orangen und Zitronen verschlingt, so will man damit vielleicht abnehmen. Aber alle diese Früchte sind ihrer Natur nach kalt (Yin) und schädigen nach und nach den Energieumsatz ihres Verzehrers. Das Ergebnis ist eine Verschlimmerung des allgemeinen Schwächezustandes, dann ein depressiver Zustand und eine Charakterveränderung und schließlich leider oft eine sehr merkliche Gewichtszunahme.

Woher kommt diese gegenteilige Wirkung? Wenn jemand die Energiezufuhr in seinen Körper einschränkt, dann verringern die Organe ihre Aktivität und können aus Energiemangel ihre Arbeit nicht mehr verrichten. Milz, Bauchspeicheldrüse und Gewebe können bestimmte Nahrungspartikel, die ihnen entsprechen, nicht mehr verdauen, besonders die Fette — daher das Dickwerden. Die Nieren können die Flüssigkeiten nicht mehr umsetzen, daher wird in allen Geweben, und besonders in den Zellen der Zwischengewebe, Wasser festgehalten, woraus eine Zunahme der Fettleibigkeit und der Zellulitis folgt.

Zitrusfrüchte enthalten in ihrer Mehrzahl sehr viel Säure. Die Säure schadet aber der Leber, und es wird nicht nur die Lebensenergie geschwächt, sondern parallel dazu nimmt auch der cholerische Zustand zu. Man wird angespannt und sehr nervös, man bekommt einen „schlechten Charakter", wird überempfindlich und als Folge davon depressiv. Und all das als Ergebnis einer zu kalten (Yin) Ernährung.

28. Proteindiäten

In diesen Arten von Diät herrscht der salzige Geschmack vor; doch „zuviel Salziges schadet den Nieren". Die Nieren ermüden; es entstehen Nierenleiden mit erhöhtem Gehalt von Harnstoff und Harnsäure im Blut. Gleichzeitig, ganz im Gegensatz zum erwünschten Effekt, fühlt man sich immer schwächer, da die Nieren die Grundlage des Energiestoffwechsels im Körper bilden.

Das Problem mit dem Fleisch liegt auf einer anderen Ebene. Nach buddhistischer und taoistischer Auffassung ist das Tier — im Gegensatz zur Pflanze, die in den Wurzeln und im Stengel nur sehr wenig Bewegung hat — in ständiger Bewegung. Der Mensch, wenn er sich von Fleisch ernährt, übernimmt einen Teil dieser Bewegung in Form von Nervosität. Die Konsequenzen sind offensichtlich.

Ein weiterer und ganz anderer Aspekt des Problems ist das Schlachten der Tiere. Unsere moderne hygienische Welt, die überschwemmt ist von Gesetzen und Beamten zur Einhaltung der Gesetze, hat die Schlachthöfe zentralisiert, und die Tiere werden sehr rationell abgeschlachtet, leider aber doch genauso gewaltsam. Sie müssen alle ihre letzten Minuten in einer extremen Angstsituation durchleben. Nun ist bekannt, daß Angst alle Zellen des Körpers ergreift und bewirkt, daß bestimmte Giftstoffe freigesetzt werden, die wir dann, wenn wir Fleisch essen, ohne uns dessen bewußt zu sein, mit hinunterschlucken. Genau diese Gifte wirken wieder schädigend auf den Organismus ein, der schon durch die anderen Elemente in der Nahrung stark in Mitleidenschaft gezogen ist.

29. Die „Diätrevolution" des Dr. Atkins

„Über fünfzig Millionen Jahre lang hat sich der Mensch vom Fleisch und Fett der Tiere ernährt. Nur in Zeiten des Mangels sammelten die Frauen Wurzeln und Beeren. Das machte kaum mehr als fünfzehn Gramm Kohlehydrate pro Tag aus. Der Mensch war vor allem ein Jäger und von daher hauptsächlich Fleischfresser. Bedenken Sie, daß Ihr Körper der gleiche ist, der fünfzig Millionen Jahre lang mit dieser Diät überlebt hat."

Wenn man ihm Glauben schenken will, so ist Dr. Atkins einer der wenigen Privilegierten, die genau die Bräuche des Menschen vor fünfzig Millionen Jahren kennen und obendrein auf ein paar Gramm genau dessen Kohlehydratverbrauch.

Unser „Revolutionär" schreibt weiter: „Gegen 7000 vor Christus begann der neolithische Mensch, Getreide und Wurzeln anzupflanzen und seßhaft zu werden. Er fügte seiner Nahrung unverfeinerte Kohlehydrate hinzu. Manche der Menschen konnten sich dieser neuen Ernährungsweise nicht anpassen, und ohne jeden Zweifel nahm die Sterblichkeitsrate zu." Dr. Atkins scheint also auch einzigartige Dokumente zu besitzen, die über die Sterblichkeitsziffern aufgrund von Körnern und Wurzeln im 7. Jahrtausend vor Christus Aufschluß geben! Kann man daraus schließen, daß seine Diät besonders für Höhlenmenschen gedacht ist?

30. Die Makrobiotik nach Ohsawa

Wie die meisten anderen Diäten ist auch die makrobiotische Ernährung nur teilweise richtig. Sie berücksichtigt bestimmte Grundlagen der alten östlichen Weltanschauung. Leider sind manche Konzepte falsch verstanden, zum Beispiel wird die Yin- und Yangnatur der „Geschmäcker" verwechselt!

Das Scharfe wird als Yin dargestellt und das Salzige als Yang; der Geschmack, der seiner Natur nach am meisten Yang ist (scharf), und der, der am stärksten Yin ist (salzig), werden also gerade umgekehrt eingeordnet. Die verschiedenen Bücher über Makrobiotik sind recht willkürlich in der Zuordnung der Nahrungsmittel zu Yin oder Yang. Indem die Makrobiotiker diesen Ernährungsratschlägen wörtlich Folge leisten, ohne die wahre Natur der Nahrungsmittel zu verstehen, erleidet die Mehrzahl von ihnen ganz offensichtlich Gesundheitsstörungen durch Verringerung der Lebensenergie. Im übrigen werde ich nie vergessen, was der verehrte Bonze von Saigon, Minh Thien, uns erzählte: Er wurde gerufen, um den Präsidenten der makrobiotischen Vereinigung von Saigon von seinem Zustand der Unterernährung und allgemeinen Schwäche zu heilen . . .

31. Die Joghurt- und Kefirdiät

Joghurt ist seiner Natur nach kalt, und bei erschöpften Menschen verstärkt er nur den Schwächezustand. Es ist also Unsinn, ihn wahllos jedem Beliebigen mit dem Versprechen einer Verbesserung der Gesundheit zu empfehlen.

In einem in der Zeitschrift *Diaita* unter dem Titel „Diät zur besseren Beeinflussung der degenerierten Darmflora" erschienenen Artikel ist die Rede davon, wie gefährlich der unbesonnene Konsum von Joghurt und Kefir sein kann: „Die beiden Pilzarten produzieren ein dem Penicillin nahes Ferment, das bei längerem Konsum tiefgreifende Störungen der Darmflora hervorruft." In diesem Zusammenhang wird aufgezeigt, daß 80 % der westlichen Bevölkerung an kranker Darmflora leiden, die in der Mehrzahl der Fälle auf falsche Ernährung und falsche Behandlung zurückzuführen ist. Die auffälligsten Merkmale sind Verstopfung, Durchfall und Blähungen, und darauf folgen dann die zahllosen Krankheiten, die man leider nur in ihren Symptomen behandelt.

32. Schlankheitskuren und Fasten

Manche Menschen sind durch übermäßiges Essen zu dick. *Wenn ihr energetischer Zustand gut ist,* kann Fasten das Gewicht wieder in seinen

Normalzustand bringen. Sie können auch zu einer Ernährung auf der Grundlage von Obstsäften, Kefir, Joghurt oder Rohkost übergehen und werden dabei abnehmen und sich nach einer solchen Kur besser fühlen, denn ihr Organismus kann dabei den Überschuß an unnötig gespeicherten Substanzen ausscheiden und sich beträchtlich erleichtern. Sie nehmen ab, weil die Nahrung der kalten Diät (Yin) sozusagen nicht absorbiert wird, obwohl bei dieser angenehmen Diät die Verdauungsorgane die Illusion der Sättigung vermitteln.

Wenn dicke Menschen, die jedoch in einem schlechten energetischen Zustand sind, dieselbe Diät befolgen, erleben sie eine Abschwächung ihrer Lebensenergie. Für sie kann diese Diät schwerwiegende Folgen haben.

Fasten, ebenso wie eine Diät mit Rohkost oder Obst, ist also nur bei Menschen angezeigt, die noch ein Minimum an Energie besitzen, das ihnen gestattet, die Gifte auszuscheiden und ohne neue Zufuhr während der Dauer der Diät genügend Lebensenergie zu produzieren.

Wie wir gesehen haben, gehen alle diese Diäten von einer richtigen Grundlage aus, aber oft werden sie zu dogmatisch und mit falscher Verallgemeinerung angewandt. Vor Beginn einer Diät muß eine vollständige Inventur des Gesundheitszustandes aufgestellt werden, dann kann hinterher über die angemessene Diät entschieden werden.

33. Die östliche Küche

Sie ist vor allem natürlich und auf jahrtausendealtem Wissen begründet. Sie verwendet natürliche Methoden — eine Mischung von Gemüsen, Würzpflanzen, kurze Kochdauer —, die das Essen harmonisieren. Die meisten östlichen Gerichte sind so zusammengesetzt, daß die Verdauung durch sie erleichtert wird, daß man sich nach dem Essen leicht fühlt und daß der Organismus das Maximum für sein Energiegleichgewicht daraus bezieht.

Wenn man also stärkehaltige Produkte zubereitet, die durch Gärung Blähungen hervorrufen könnten, so fügt man Gewürze (Kümmel, Koriander, Ingwer, Knoblauch) hinzu, um diese Gärung zu verhindern.

Wenn ein Nahrungsmittel seiner Natur nach zu kalt ist (Tomaten, Kürbis, Auberginen), so gibt man aromatische Kräuter dazu, Ingwer, Karotten, Sellerie, Piment, alle warmer Natur, um das Ganze in ein Gleichgewicht zu bringen und verdaulicher zu machen.

Man gibt sich Mühe, verschiedene Farben zu mischen, was den verschiedenen „Geschmäckern" erlaubt, sich in alle Organe zu verteilen. Solche Nahrung gestattet die bestmögliche Aufladung der Energie des Organimus und ist gleichzeitig angenehm für das Auge. Fisch, der kalter Natur ist, wird mit wärmenden Produkten angerichtet, ganz im Gegensatz zu den kulinarischen Praktiken des Westens. In Europa ißt man Austern eiskalt, reichlich mit Zitronensaft oder kaltem Weißwein übergossen, zahlreiche Fischgerichte werden mit Kartoffeln und fetten Soßen serviert, und es wird Weißwein dazu getrunken. Am nächsten Tag wundert man sich über die Folgen (Verdauungsstörungen, Durchfall, Ekel, Schwindelgefühl).

In der östlichen Küche achtet man darauf, daß das ganze Gericht alle fünf „Geschmäcker" enthält; man vermischt außerdem Wurzeln und Stengel, Blätter und Sprossen, damit alle Teile der Pflanze im Speisebrei enthalten sind. Man gleicht die Wirkung des Fleisches aus, indem man es mit verschiedenen Gemüsen und Gewürzen, wie Zwiebeln, Ingwer, Sojasprossen, Weizenkeimen, Tomaten usw., vermischt. Man achtet darauf, daß die Gerichte nicht zu süß sind, denn wir haben gesehen: „Zuviel Zucker schadet der Milz, ein wenig ist ihr zuträglich." Der Verzehr von Rohkost ist beschränkt, um die Verdauung nicht abzukühlen. Man trinkt während des Essens nicht, um die Verdauungssäfte nicht zu verdünnen.

Im Westen hingegen trinkt man beim Essen — kalte Milch, Bier, Coca-Cola oder eisgekühltes Wasser, wie die Amerikaner —, was der Verdauung in keiner Weise zuträglich ist. Es ist klar, daß ein junger Mensch mit robuster Verdauung und ausgezeichneter Gesundheit es sich gestatten kann, die Verdauungssäfte zu verdünnen, denn die verbleibende Verdauungskraft wird noch genug sein, um ausreichend zu verdauen und um aus jeder Mahlzeit genügend Energie zu beziehen. Für schwache Menschen können die Folgen gravierend sein.

34. Die Zubereitung ausgewogener Nahrung

Die Nahrung muß grundsätzlich in ihrer Gesamtheit ausgewogen und harmonisch sein, sich leicht verdauen lassen und mit minimalem Aufwand ein Maximum an Energie produzieren. Um diesen Anforderungen zu genügen, bedarf es eines Gleichgewichts zwischen Yin und Yang, den fünf Geschmäckern, den fünf Farben und den fünf Gerüchen.

Man wird also versuchen, Mahlzeiten zu bereiten, die geeignet sind, dieses Gleichgewicht in unserem Organismus herzustellen: Gemüsemischungen, bei denen alle Teile der Pflanze verwendet werden, Getreide, Fleisch oder Fisch, Hülsenfrüchte, aromatische Kräuter, Gewürze. Um ein besseres Gleichgewicht bezüglich der Wachstumsperioden der Getreide und Gemüse zu erzielen, serviert man:

— Sprossen als Entsprechung des Frühlings,
— ausgewachsene Pflanzen als Entsprechung des Sommers,
— Obst und Getreide als Entsprechung des Sommers oder Herbstes,
— Wurzeln als Entsprechung des Winters.

Die Kochzeit soll sehr kurz sein; im *Huang-ti Nei-ching* heißt es: „Wenig Hitze erhöht die Energie, viel Hitze zerstört sie."

Man vermeide nach Möglichkeit tiefgefrorene Gerichte. Wenn man sie jedoch von Zeit zu Zeit servieren will, dann sollte man versuchen, die Abkühlung, der sie unterzogen wurden, durch wärmende Gewürze wie Ingwer, Koriander, schwarzen Pfeffer, Piment usw. zu korrigieren.

Man sollte auch auf den Zeitpunkt der Mahlzeiten achten. Die Frühstücks- und Mittagsmahlzeiten werden umfangreicher sein als die Abendmahlzeit, die man im übrigen nicht später als etwa 18 Uhr zu sich nehmen sollte, denn die Nacht ist eine Yin-Periode, d.h. die Aktivität der Verdauungsorgane ist reduziert. Man nimmt im Sommer, wenn die warme (Schutz-)Energie sich außen befindet, keine zu kalte Nahrung zu sich. Man trinkt nicht zu den Mahlzeiten, um die Verdauungssäfte nicht zu verdünnen. Man ißt langsam und kaut jeden Bissen ausgiebig, um die Nahrung gut zu zerkleinern und mit Speichel zu mischen.

Während des Essens konzentriert man sich auf die Nahrung. Man spricht sehr wenig und von harmlosen Gegenständen, um Milz und Bauchspeicheldrüse nicht mit Gedanken zu ermüden, die zuviel Energie absorbieren und zuviel Aufmerksamkeit erfordern. Bei Tisch soll eine fröhliche Stimmung herrschen, damit durch die Freude die Herzenergie unterstützt wird (das Feuer des Herzens nährt Milz und Bauchspeicheldrüse und hilft der Verdauung). Und man erhebt sich vom Tisch, bevor man satt ist.

Geschäftsessen sind nicht empfehlenswert. Es ist auch falsch, beim Essen zu lesen, denn die Lektüre absorbiert zu viel mentale Energie, was der Verdauungsenergie abträglich ist. Bei Tisch soll man auch nicht seinen Sorgen nachhängen, denn das verringert die Verdauungskräfte und den Appetit.

Diese einfachen Empfehlungen genügen, um deutlich zu machen, wie sehr die Verdauungsqualität des westlichen Menschen reduziert ist. Das „Nebenbei-mal-schnell-etwas-zwischen-die-Zähne-schieben" spricht Bände, aber auch die Häppchen spät in der Nacht, die sich oft am nächsten Tag mit gewaltigen Verdauungsstörungen und großer Müdigkeit oder aber mit einer Magenverstimmung bemerkbar machen.

Bestimmung der Yin- oder Yangnatur der Nahrungsmittel:

35. Die Pflanzen

Zur Bestimmung ihrer Energienatur werden zahlreiche Faktoren in Erwägung gezogen:

1) Farbe (vgl. Abschnitt 9)
2) Geschmack (vgl. Abschnitt 10)
3) Geruch (vgl. Abschnitt 11)
4) Form (vgl. Abschnitt 12)
5) Konsistenz (vgl. Abschnitt 13)
6) Wachstum
7) Standort
8) Verwendeter Teil

9) Entsprechung zu den Organen
10) Wirkung auf die Organe

Feste *Konsistenz* ist Yang (z.B. Karotten, Weizen, Reis, Getreide, Sellerie); weiche Konsistenz ist Yin (z.B. Obst wie Weintrauben und Bananen, Tomaten, Eier).

Spitze *Form* ist Yang (z.B. Tannennadeln, Rosmarinblätter); runde Form ist Yin (z.B. Kopfsalat, Kohl, bestimmte Spinatsorten). Längliche Form mit Wachstumsrichtung gegen die Schwerkraft ist Yang (z.B. Sprossen, Karotten, Getreide, Spargel); runde Form ist Yin (Früchte, Kürbis, Kartoffel, Melone, Pilze).

Je mehr das *Wachstum* in der der Schwerkraft entgegengesetzten Richtung verläuft, desto mehr ist die Pflanze ihrer Natur nach Yang (Getreide). Wenn die Pflanze sich nur mit Mühe gegen die Schwerkraft erhebt (Kartoffel, Tomate, Kürbis), ist sie Yin.

Der *Standort* spielt auch eine Rolle. Eine Pflanze, die in feuchter Erde wächst, hat die Fähigkeit, auf den Wasserstoffwechsel einzuwirken (Reis, Schachtelhalm) und überträgt diese Fähigkeit zum Teil auf die Nahrung, deren Yang-Eigenschaften sie verstärkt; das wiederum macht sich durch Wasserverlust bemerkbar (Reiskur zum Abnehmen).

Ein Pilz jedoch, der auf feuchter Erde wächst, ist Yin, durch seine Form, seine Farbe, den Mangel an Chlorophyll (Energieassimilation durch Sonnenenergie) und seine weiche Konsistenz.

Eine Pflanze, die auf trockenem Boden wächst, muß stark sein, um ihr Wachstum und ihre Substanz zu sichern (Kaktus). Sie verstärkt die Wasserenergie (der Nieren) und hat eine Yin-Wirkung. Eine Pflanze, die im vollen Sonnenlicht wächst (Getreide), ist mehr Yang als eine, die im Schatten wächst (Pilz).

Der verwendete Pflanzenteil bestimmt zum großen Teil den Ort seiner Wirkung. Wenn man die Pflanze mit dem Menschen vergleicht, entspricht die Wurzel der Wandlungsphase der Erde, und sie wirkt also auf die entsprechenden Organe im Bereich des Unterleibs. Wenn es eine sehr tiefreichende Wurzel ist, hat sie eine Wirkung auf die tiefliegenden Organe, also auf die Nieren. Und da das Gehirn vom Nierensystem abhängig ist, wird diese Wurzel auch auf das Gehirn und auf die von den Chinesen als „wunderlich" bezeichneten Organe wirken. So kann man sich die Pflanzen wie einen umgekehrten Menschen vorstellen: die Wurzel entspricht dem Kopf, der Stengel dem Rumpf und die Äste den Gliedmaßen. Der Stengel wirkt also auf den Rumpf und die Äste auf die Gliedmaßen.

Die Blätter wirken durch die Analogie ihrer Farbe und ihrer Stellung an den Zweigen (den Gliedmaßen) auf Leber, Muskeln und Sehnen; durch ihre Fähigkeit der Photosynthese des Chlorophylls wirken die Blätter auf die Leber und auf die Verdauung. Sie wirken auch teilweise auf die Haut, denn sie repräsentieren, wie die Rinde, den äußersten Teil einer Pflanze. Blüten wirken auf Herz und Gehirn (Digitalis, Gelsemium, Orangenblüten). Sie entsprechen nach dem Wachstumsgesetz dem Höhepunkt der Pflanze, d.h. dem Ende des Frühlings und dem Sommeranfang, und von daher durch Analogie dem Herz und dem Blutkreislauf.

36. Die Fleischarten

Um die Zugehörigkeit eine Tieres zu Yin oder Yang zu bestimmen, muß man ebenfalls seine Zugehörigkeit zu einer der verschiedenen Wandlungsphasen betrachten, ebenso wie seinen Aufenthaltsort, seinen Umriß, die Konsistenz des Fleisches und seine Gewohnheiten.

Das *Rind* ist langsam und massiv und entspricht der Erdphase (Yin).

Das schnelle *Pferd* wurde oft als fliegendes Pferd dargestellt und symbolisch mit dem Drachen verglichen. Es entspricht der Metallphase (Yang).

Das *Schwein* ist der Erde sehr nahe und entspricht der Wasserphase. Das chinesische Schwein ist schwarz, die Farbe des Wassers; es ist jedoch langbeiniger und flinker als das westliche. Das schwarze asiatische Schwein gilt als Yin, das rosige westliche Schwein als Yang.

Das *Huhn* hat wegen seiner Federn seine Entsprechung im Holz (alles, was wie die Knospen spitz zuläuft, entspricht der Holzphase, dem Wachstum, Yang). Da es fliegen kann, kann es auch dem Luftelement zugerechnet werden (Metall, Himmel).

Ziege und Schaf entsprechen der Feuerphase (sie klettern auf steile Berge und sind ständig in Bewegung; sie ernähren sich von dem wenigen trockenen Gras, das sie finden können; ihre Milch riecht sehr stark und ist im Vergleich zur Kuhmilch Yang).

Fisch, Schalentiere und Meeresfrüchte entsprechen der Wasserphase und sind sehr Yin.

Beim Fleisch ist auch eine gewisse Organverwandtschaft zu beachten: Niere wirkt auf die Nieren, Leber auf die Leber usw.

37. Entsprechungen zwischen Organ und Lebensphase

Die Entsprechungen zeigen die Wirkung der Pflanze auf den ihr nach der Analogie der fünf Wandlungsphasen entsprechenden Körperteil an. Es wirken also:

die tiefreichenden Wurzelteile auf die Nieren (Winter, Wasser), die oberflächlichen Teile auf den Verdauungsapparat (Erde);
Sprossen auf die Leber (Frühling, Holz);
ausgewachsene Pflanzen auf Herz und Blutkreislauf (Sommer, Feuer);
Blüten auf Herz und Lungen (Sommer, Feuer, Herbst, Metall);
Körner oder Füchte auf Herz und Lungen (Herbst, Metall).

8. Tabelle der fünf Elemente der Wandlung in der Natur

lement (Wandlungsphase)	Holz	Feuer	Erde	Metall	Wasser
ahreszeit	Frühling	Sommer	Spätsommer	Herbst	Winter
ageszeit	Morgen	Mittag	Nachmittag	Abend	Nacht
immelsrichtung	Osten	Süden	Mitte	Westen	Norden
nergie (kosmisch/pathogen)	Wind	Feuer/Hitze	Feuchtigkeit	Trockenheit	Kälte
ahlen (Schöpfung)	3	2	5	4	1
ahlen (geschaffene Welt)	8	7	5	9	6
lanet	Jupiter	Mars	Saturn	Venus	Merkur
arbe	grün	rot	gelb	weiß	schwarz
eruch	ranzig	verbrannt	duftend	metallisch (Knoblauch) schimmelig	faulig
eschmack	sauer	bitter	süß	scharf	salzig
on	Chiao	Chin	Kung	Shang	Yu
usdruck (Stimme)	Schreien	Lachen	Singen	Klagen	Seufzen
ier	Huhn,Hund	Ziege, Schaf	Büffel	Pferd, Huhn	Schwein
etreide/Körner	Roggen Hafer Sesam	Gerste, Hirse Weizen roter Mais	Hirse gelber Mais	Reis	schwarze Bohne
rgan	Leber	Herz „Meister des Herzens"	Milz	Lunge	Niere
ohlorgane	Gallenblase	Dünndarm Dreifacher Erwärmer	Magen	Dickdarm	Blase
nnesorgane	Augen	Zunge	Mund	Nase	Ohr
ewebe	Muskeln Nerven Sehnen	Gefäße	Fleisch	Haut	Knochen Gelenke „wunderliche" Organe
ekrete	Tränen	Schweiß	Speichel	Nasenschleim	Schleimauswurf
eelenfunktionen (psychischer Körper)	Seele	Göttliches	Denken	Lebensflüssigkeit	Willenskraft
emütsbewegungen (Emotionen)	Wut, Zorn Erregbarkeit	Lust Freude	Sorgen Gedanken	Traurigkeit Kummer	Angst Furcht
üchte	Pflaume	Aprikose	Jujube (chin. Dattel)	Pfirsich	Eßkastanie
emüse	Lauch	Schalotte	Topinambur Sonnenblume	Zwiebel	Lophantus rugosus (chines. Gemüse)

39. Der Energiekörper

Der Energiekörper ist die Grundlage der Akupunktur. Wir kennen einen physischen und einen Astralkörper und gehen davon aus, daß die beiden durch einen Energiekörper verbunden sind. Dieser schafft eine innere Atmosphäre, die der äußeren Atmosphäre des Makrokosmos entspricht.

Alle Energiepartikel mit Yang-Eigenschaft gehen nach außen und nach oben; die Yin-Partikel gehen nach innen und nach unten.

Alte Darstellung des inneren Energiekörpers (Yin)
Da die chinesische Medizin sich mit dem Energiekörper befaßt, ist klar, daß die Illustrationen nicht einer anatomischen Realität entsprechen, sondern einen Kompromiß zwischen bestimmten Strukturen und ihrem energetischen Äquivalent darstellen.

Die Darstellung (S. 69) zeigt ein Schema der inneren Yin-Organe, die gleichzeitig die Zentralen der drei Yin-Schichten sind (vgl. Abschnitt 15, *t'ai Yin — shao Yin — chüeh Yin*), von denen jede ein oberes Organ und einen oberen Meridian hat, die zur Hand gehören, und eine untere Entsprechung, die zum Fuß gehört.

Zu den einzelnen Ziffern im Bild:

1 Schematische Darstellung der Yin-Störungen im Inneren, die sich nach unten und oben ausbreiten

2 Beschreibung des Inneren mit den Organen

3 „Die Organe befinden sich hinter der Kehle, die bis zu den Organen reicht. Sie wird später befallen, nach dem Yin und dem Inneren. Deshalb ist das Yin in den Organen, die das Innere beherrschen, und deshalb sind diese Krankheiten die des Yin."

4 Luftröhre

5 menschlicher Körper

6 Umriß

7 Körper

8 Hülle

9 Inneres

10 Äußeres

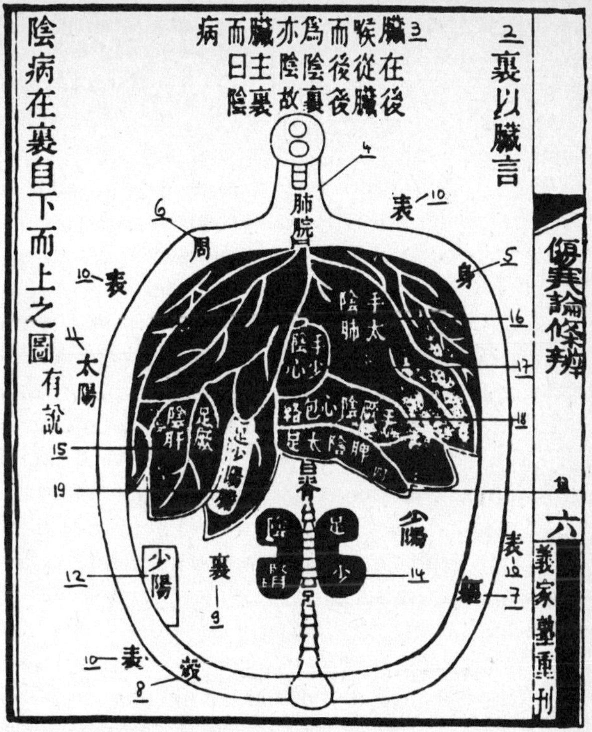

11 *T'ai Yang* (die äußerste Schicht)
12 *Shao Yang* (die innerste Yang-Schicht)
13 Die 4. Schicht, das *t'ai Yin* des Fußes —Milz
14 Die 5. Schicht, das *shao Yin* des Fußes — Nieren
15 Die 6. Schicht, das *chüeh Yin* des Fußes — Leber
16 Das *t'ai Yin* der Hand — Lunge
17 Das *shao Yin* der Hand — Herz
18 Das *chüeh Yin* der Hand — Netz der Herzhülle.

Die Chinesen betrachten das Herz als das königliche Organ, das dem Tao (Göttlichen) am nächsten ist, es ist umhüllt von einem Organ, das „Meister des Herzens" oder „Herzhülle" heißt. Dieses ist der Minister, der sich bewegt und der die Freude und die Befehle des Herzens weitergibt, wenn der Organismus in Harmonie ist. Wenn der Minister zu stark wird, gibt es Revolution. Die göttliche Eingebung wird dann zum Gefangenen des Ministers, der anstelle des Königs regiert und das Gehirn herrschen läßt. Es ist die wissenschaftliche Ära des 20. Jahrhunderts, in der aller Zusammenhang verloren ist. Jeder ist spezialisiert und herrscht so auf sehr subjektive Weise, ohne die Fähigkeit, das Ganze zu überblicken, die der König ihm übermitteln könnte.

19 Das *shao Yang* des Fußes — Gallenblase

Um weiter zirkulieren zu können, brauchen die Energien Nachschub, der sie zu ihrem Ausgangspunkt zurückkehren läßt. Der *Gelbe Kaiser* sagt dazu: „Das Yang muß im Yin zirkulieren, und das Yin muß im Yang zirkulieren." Um das zu erreichen, nimmt der Organismus die notwendige Energie aus der Atmung und aus der Verdauung auf, zum Teil auch aus den psychischen Kräften. Die so aufgenommene Energie steigt auf und wandert nach außen (unter Einfluß der Holz- und der Feuerphase). Dann kehrt sie nach unten und ins Innere zurück (Metall- und Wasserphase), indem sie sich ständig verwandelt und überall die Lebenskraft verteilt. Dies geschieht also dank der Verdauung, der Atmung und der psychischen Kräfte, solange das Ganze sich in Harmonie befindet. Bei Störungen (vgl. 18. Woher kommen unsere Krankheiten?) herrscht in manchen Teilen des Organismus ein Mangel an Lebenskraft und ungenügende Umwandlung, wobei die nicht transformierten Teilchen Krankheitssymptome hervorrufen.

Die Harmonie und die gute Verteilung der Energie im Körper sind durch einen Komplex von Energieleitungen oder -bahnen gewährleistet. Diese Leitungen verlaufen unter der Haut, in den Muskeln und entlang der Blutgefäße und Nerven. Sie sind „Meridiane" benannt worden. Diese Meridiane haben alle 2 bis 20 cm Stellen, an denen die Energie sich ansammelt wie Wasser hinter einem Staudamm. Diese Stellen nennt man Akupunkturpunkte oder „chinesische Punkte". Wenn man eine Nadel hineinsticht und diese in bestimmter Weise bewegt, kann man entweder Energie zu diesen Punkten hinziehen, um die Menge der ausströmenden Energie zu erhöhen, oder das Gegenteil bewirken, nämlich eine Verringerung des Energiepotentials in diesem

Punkt und im ganzen Meridian. Je nach ihrer Plazierung auf dem Meridian, im Verhältnis zum Mikrokosmos, wirken diese Punkte außerdem auf verschiedene Weise.

Alte Darstellung eines Meridians
Die Reproduktion stellt einen Meridian auf der Vorderseite des Rumpfes dar. Es handelt sich dabei um den Milzmeridian. Er befördert die Lebensenergie von unten nach oben. Bestimmte andere Meridiane verlaufen von oben nach unten.

Dieser Meridian hat zahlreiche Verästelungen, über die er seine Lebensenergie in verschiedene Körperbereiche verteilt. Die schwarzen

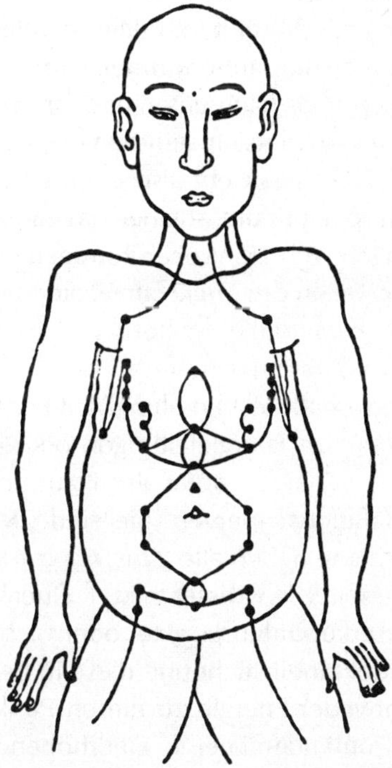

Punkte sind die sogenannten ,,chinesischen Punkte''. Sie sammeln die zirkulierende Energie wie kleine Staudämme im Energiefluß. Diese Funktion erlaubt, daß man sie in der Akupunktur benutzen kann, um entweder den Meridian oder den umgebenden Körperbereich zu beeinflussen, indem man eine Nadel mehr oder weniger tief hineinführt und bestimmte Bewegungen mit ihr vornimmt. Dieser Meridian beeinflußt seiner Lage nach die Organe des Unterbauches, den Verdauungsapparat, die Leber, die Lungen, das Herz, aber auch den Hals, den Mund und die Geschmacksorgane.

Die ,,chinesischen Punkte'' können zuviel Energie enthalten. In diesem Falle spricht man von Fülle, die oft von einer Reizung der näheren und mitunter auch der weiteren Umgebung begleitet ist. Im Falle von Energiemangel spricht man von Leere, und das schlecht versorgte Gebiet wird ebenfalls Schwierigkeiten machen.

Die Akupunkturnadel soll das Energiegleichgewicht wieder herstellen, indem sie im Falle einer Leere tonisiert, d.h. den Energiefluß verstärkt. Bei Energiefülle sediert sie das Zuviel, indem sie es zerstreut.

Bestimmte Punkte auf dem Rumpf können die Organe und Eingeweide direkt beeinflussen: Sie schicken über innere Meridiane Yang-Energie (wenn der Punkt sich auf dem Rücken befindet) oder Yin-Energie (wenn der Punkt auf der Vorderseite des Körpers liegt) hinein. Die vorderen Punkte heißen *mou*, die auf dem Rücken *iu*.

Andere Punkte hingegen, die Induktionspunkte *(shou)*, befinden sich auf den Extremitäten, also auf dem äußersten Teil des Mikrokosmos. Alles gelangt bis zum äußersten Punkt, und alles geht von dort wieder aus (Fingerspitze). Die Punkte, in denen die Yin-Meridiane des Fußes (es gibt drei davon: Nieren-, Milz- und Lebermeridian) beginnen, entsprechen der ersten Wandlungsphase, dem Holz. Sie beeinflussen also insbesondere diese Funktion. Die Anfangspunkte der Yang-Meridiane der Hand (Dickdarm-, Dreifacher-Erwärmer- und Dünndarmmeridian) entsprechen der Bewegung, die das Yang nach unten bewegt, dem Metall. Sie haben also eine spezielle Wirkung auf diese Funktion. Die folgenden Punkte der Yin-Meridiane entsprechen nacheinander dem Feuer, der Erde, dem Metall und dem Wasser. (Das nährende und zentrale Element, die Erde, befindet sich in der Mitte; der Kreislauf der fünf Elemente verläuft also nach folgender Gesetzmäßigkeit: Holz — Feuer — Erde — Metall — Wasser.) Bei den Yang-Punkten ist die Reihenfolge: Metall — Wasser — Holz — Feuer — Erde.

Diese Induktionspunkte sind außerordentlich wichtig. Im Falle einer Schwächung eines Elements kann man es stärken, indem man ganz leicht die vorhergehende Phase durch Tonisieren anregt. Das bewirkt eine erhöhte Energietransformation auf das folgende Element hin. Die Chinesen nennen das „das Mutterelement tonisieren". Im Falle eines Überschusses einer bestimmten Funktion, mit Ansammlung (Fülle) der verschiedenen Produkte desselben Elements, stimuliert man kräftig das darauffolgende Element. Das bewirkt eine, dem plötzlichen Abfluß angestauten Wassers vergleichbare, Entladung. Die Chinesen nennen das „das Element des Sohnes sedieren".

So kann man für jeden Meridian einen Tonisierungs- (Mutterelement) und einen Sedierungspunkt (Element des Sohnes) feststellen. Nehmen wir z.B. den Lungenmeridian (Yin/Metall): Sein Tonisierungspunkt sitzt am Erdpunkt (3. Punkt vom Anfang des Meridians) und sein Sedierungspunkt am Wasserpunkt (5. Punkt vom Anfang); der Dickdarmmeridian (Yang/Metall) hat seinen Tonisierungspunkt ebenfalls am Erdpunkt (5. vom Anfang) und seinen Sedierungspunkt am Wasserpunkt (2. Punkt vom Anfang).

Einem Kranken, der unter anderem an Verstopfung leidet, die durch ein Übermaß an Trockenheit im Dickdarm entstanden ist, kann man helfen, indem man den Wasserpunkt des Dickdarmmeridians (2. vom Anfang) sediert. Es gibt noch zahlreiche andere Punkte zur Beeinflussung des Energiestoffwechsels, aber ihre Beschreibung würde über den Rahmen dieses Buches hinausgehen.

40. Die Diagnose in der Akupunktur

Durch eine vollständige Bestandsaufnahme kann der Arzt die Symptome der verschiedenen gestörten Energiephasen im Laufe des ganzen Lebens seines Patienten bestimmen, ebenso wie seine psychosoziale Verfassung. Man betrachtet zunächst die Form, die Farben und die

Konsistenz des Gesichtes, der Haut, der Haare, der Nägel, der Zunge, des Mundes und der Lippen. Der Geruch des Patienten kann ebenfalls eine Rolle spielen, indem er die Zugehörigkeit zu einer Energiephase anzeigt (vgl. 38. Tabelle der fünf Elemente). Durch Betasten des Unterleibes kann man etwas über den energetischen Zustand der Mitte erfahren. Die Hauttemperatur zeigt an, ob die Energieverteilung gut ist. Die Pulsnahme an den Arterien mag auch ihre Bedeutung haben, aber im allgemeinen sind die Pulse, die auf der Arterie am Handgelenk zu fühlen sind, vorrangig. Bestimmten Vorstellungen zufolge, deren Ausführung den Rahmen dieses Werkes überschreiten würde, geben diese Pulse Auskunft über den Energiezustand des Patienten.

Diese Pulse, auch „chinesische Pulse" genannt, werden an drei verschiedenen Stellen des Handgelenks genommen, indem man drei Finger auf die Radialisarterie legt. Man erhält so eine Art energetisches Photo des Betreffenden: die linke Radialisarterie entspricht der linken Körperhälfte und die rechte Radialisarterie der rechten Körperhälfte. Der dem Handgelenk am nächsten liegende Puls entspricht der oberen Körperhälfte (Lungen und Herz), der mittlere der Körpermitte (Leber, Milz und Magen) und der untere der unteren Körperhälfte (Nieren). Der Puls an der Oberfläche entspricht dem Yang, d.h. den Hohlorganen; der Tiefenpuls, den man fühlt, wenn man stärker drückt, entspricht dem Yin, also den Speicherorganen. Die Geschwindigkeit des Pulses, seine Stärke, Form und „Weite" zeigen den Zustand der ihm entsprechenden Energie an. So ist zum Beispiel der Puls des Windes gespannt wie die Segel eines Bootes, in die der Wind hineinbläst. Bei Trockenheit wird der Puls aus ganz feinen Vibrationen bestehen, da das Blut aufgrund der Trockenheit nur mühsam zirkuliert.

Es ist jedoch außerordentlich schwierig, durch den Puls, der den alten Texten zufolge bis zu 28 Variationen zeigen kann, eine genaue Diagnose zu stellen. Zwei koreanische Ärzte, Dr. Pack und Dr. Yoo, haben jetzt einen Pulsographen entwickelt, der ein Messen des Pulses erlaubt, indem er gleichzeitig die Vibrationen aller drei Pulse jedes Handgelenks aufzeichnet. Dieses Gerät erleichtert die Pulsnahme außerordentlich; die Auswertung der Kurven erfordert jedoch eine vertiefte Kenntnis der traditionellen chinesischen Medizin.

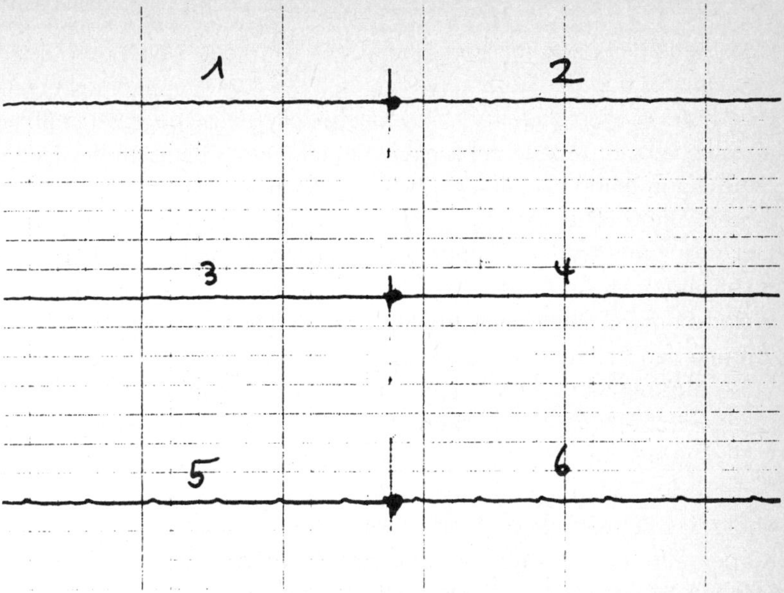
1
2
3
4
5
6

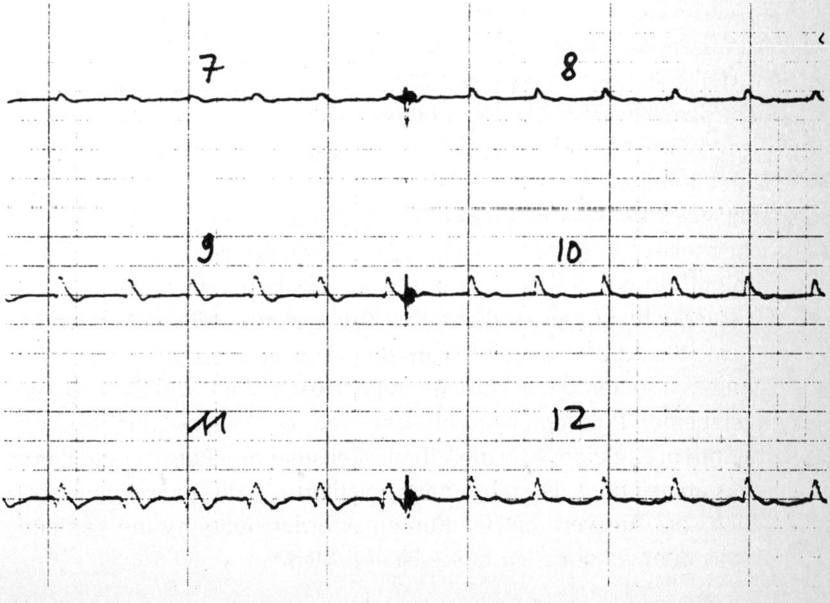
7
8
9
10
11
12

Pulsogramm

Die Ziffern in der Abbildung (S. 75) bedeuten:

1—6 Linkes Handgelenk; 1,3,5 sind die Hohlorgane, 2,4,6 die Speicherorgane

7—12 Rechtes Handgelenk; 8,10,12 sind die Hohlorgane, 7,9,11 die Speicherorgane

1—6 Das Yin im allgemeinen mit dem Blut als seiner Entsprechung

7—12 Das Yang im allgemeinen mit der Energie als seiner Entsprechung.

1	Dünndarm	oben
2	Herz, Meister des Herzens	
3	Gallenblase	Mitte
4	Leber	
5	Blase	unten
6	Yin-Teil der Niere; Produktion kalter Energie	
7	Lunge, Meister der Energie	oben
8	Dickdarm	
9	Milz/Bauchspeicheldrüse	Mitte
10	Magen	
11	Yang-Teil der Niere; Energiereserven, Hormonsystem u. z. T. auch Blutkreislauf	unten
12	Dreifacher Erwärmer — Wärmesystem	

1, 3, 5, 8, 10, 12 sind Oberflächenpulse.

2, 4, 6, 7, 9, 11 sind Tiefenpulse.

Der Blutdruck des Patienten ist 120/82. Das Pulsprogramm zeigt von 1—6 sehr flache Kurven, was auf eine Yin-Schwäche hinweist, einen Erschöpfungszustand mit Kreislaufstörungen, wie man ihn oft bei Menschen findet, die schlecht oder nicht genügend geschlafen oder zuviel gearbeitet haben und übermüdet sind. Die Wiederherstellung des Yin (Winter) hat nicht stattgefunden. Leber, Niere und Herz mitsamt ihren Hohlorganen sind „leer".

7—12 sind Kurven, die ein schwaches, fast kaltes Yang mit Zeichen von langsamer Verdauung, also schlechter Wiederaufladung des Organismus anzeigen und einen Puls, der schnell nach außen geht und nur langsam zurückkehrt. Dieser Kranke zeigt also einen Mangel an Wärme im Inneren, während er trotz seines Erschöpfungszustandes verhältnismäßig gesund aussieht.

Um einen solchen Patienten zu heilen, braucht man eine angemessene Ernährung, Medikamente, die das Innere erwärmen, und viel Moxibustion, um den Organismus im Inneren wieder aufzuladen. Es bedarf auch einer Verringerung der Aktivitäten. Der Patient muß verstehen lernen, alles als relativ anzusehen, die Dinge nicht zu ernst zu nehmen und das bißchen Energie, was ihm noch verbleibt, nicht unnötig zu vergeuden.

Dieses Pulsogramm zeigt auch, daß die chinesische Behandlungsweise nicht leicht ist und daß man sich nicht damit begnügen kann, einem Kranken einfach ein paar Nadeln zu plazieren, zum Beispiel, damit er besser schläft oder das Leben nicht so schwernimmt, wie das leider allzuoft geschieht.

41. Die Behandlung

Wenn die Energiediagnose aufgestellt ist, wird entsprechend behandelt. Leider ist es so, daß die meisten Akupunkteure überhaupt keine Energiediagnose stellen. Ein Patient kommt und klagt über Stirnhöhlenvereiterung, und man sticht nach einem fertigen Rezept bestimmte Punkte. Die alten Chinesen bezeichneten eine solche Vorgehensweise als „die Blätter behandeln" und gaben dem Arzt, der so vorging, den Rang des „kleinen Arbeiters".

Eine andere Art der medizinischen Vorgehensweise, die sich schon seltener findet, ist die, den Puls zu messen und dann das zu tonisieren bzw. zu sedieren, was augenscheinlich am meisten aus dem Gleichgewicht ist. Die Alten nannten das „die Zweige heilen" und maßen dem betreffenden Arzt den Rang des „mittleren Arbeiters" bei. Wenn man aber „den Stamm und die Wurzeln heilen" will, so bedarf es dazu in der echten traditionellen chinesischen Medizin eines „großen Arbeiters" oder „Meisters", der sich um alles kümmert. So ist es zuerst notwendig, die Irrtümer im psychosozialen Bereich auszuschalten (unnötige Belastungen, übertriebenen Stolz, familiäres Ungleichgewicht), und zwar, indem man den Patienten mit den Realitäten des Lebens konfrontiert. Dann muß der Patient lernen, sich richtig zu ernähren.

Die medizinische Behandlung beginnt mit naturheilkundlichen Mitteln (Phytotherapie, Homöopathie, Serocytologie, cytoplasmatischer Therapie, Spurenelementen, Kräutertees usw.), besonders in Fällen, in denen das energetische Ungleichgewicht zu tiefgreifend ist. Dann muß der Arzt versuchen, die Verdauung zu normalisieren (die nur in seltenen Fällen in Ordnung ist), um durch eine Diät und durch Stechen der entsprechenden Punkte die Energiezufuhr zu erhöhen. Wenn der Patient angespannt ist, muß durch angemessene Akupunkturbehandlung sein Nervensystem wieder ins Gleichgewicht gebracht werden. Als letztes, und auch nur, wenn es sich noch als notwendig erweist, wird man die Punkte akupunktieren, die die offensichtlichen Krankheitssymptome neutralisieren können (z.B. die Stirnhöhlenvereiterung).

Wenn notwendig, kann man auch auf Moxibustion zurückgreifen; diese Technik besteht darin, gewisse Punkte mit Hilfe von brennendem Beifußpulver (das manchmal in Zigarrenform gedreht ist) zu erhitzen; bei ausgeprägtem Energiemangel empfehlen wir dem Patienten, diese Therapie mit einem Helfer aus seiner Umgebung zu Hause durchzuführen. Schröpfköpfe oder Aderlaß an bestimmten Punkten ist auch ein Mittel, das man benutzen kann, um einer Blutfülle abzuhelfen, wenn die Energie zu schwach geworden ist. Aber wir werden diese speziellen Methoden nicht in aller Einzelheit beschreiben.

Das Wesentliche ist hier, zu wissen, daß die Behandlung des ,,kleinen Arbeiters'' so ist wie das Verschreiben einer Aspirintablette und nichts mit der echten traditionellen chinesischen Medizin zu tun hat. Unglücklicherweise ist diese Art, nach vorgegebenen Rezepten vorzugehen, die am meisten verbreitete, und sie ist, trotz gewisser Erfolge, die am wenigsten geeignete Art, um einen Zugang zur traditionellen chinesischen Medizin auf gefestigten Grundlagen zu bekommen. Natürlich ist es weniger anstrengend, einen Patienten nach dem anderen abzufertigen, zwei bis vier Nadeln pro Person zu stechen, und das nach auswendig gelernten Regeln, und dann nach fünf Minuten die

Nadeln wieder zu entfernen und das Honorar für eine Behandlung auf Akupunkturbasis einzustreichen (wobei die Akupunktur manchmal, selbst wenn sie auf diese verdammungswürdige Weise ausgeübt wird, in kurzer Zeit zu guten Resultaten führt).

ANHANG

Einteilung einiger Nahrungsmittel nach Yin und Yang*

YIN	YANG
OBST allgemein	GETREIDE allgemein
FISCH allgemein	KEIME UND SPROSSEN allgemein
MILCHPRODUKTE allgemein	

Sehr YIN	Sehr YANG
Kartoffeln	Reis
Tomaten	Hafer
Muscheln	Buchweizen
Fische	Mais

* Eine solche Einteilung kann nichts Absolutes sein, denn Yin und Yang sind ständig in Bewegung; eigentlich ist alles, was man sagen kann, daß ein Nahrungsmittel mehr Yin ist als Yang oder mehr Yang als Yin.

YIN	YANG
Trauben	Paprika
Auberginen	Pfeffer
Kuhmilch	Ingwer
Joghurt	Bierhefe
Gurken	Knoblauch
Tabak	Zwiebeln

Mehr YIN als YANG	Mehr YANG als YIN
Schweinefleisch	Ziegenmilch
Gebäck	Weizen
Fette	Hirse
Zitrusfrüchte	Hammelfleisch
	Huhn

YIN	YANG
runde Formen	spitze, lange Formen
weiche Konsistenz	feste, harte Konsistenz
Tendenz zur Anhäufung	Tendenz zur Verflüchtigung
kalt (bei Berührung; kühlend)	warm (bei Berührung; wärmend)
schwarz	rot, grün
sammelt sich in oder nahe an der Erde an	wächst senkrecht empor
unbeweglich	in Bewegung
Ruhe	Aktivität

Getränke

Allgemeine Regeln:

Zu vermeiden sind:
ein Übermaß an anregenden Getränken, wie
Kaffee,
Tee,
Alkohol
und Mischungen, in denen diese Getränke enthalten sind.

Vorzuziehen sind:
heiße Kräutertees (auch im Sommer),
Mineralwasser in kleinen Mengen,
Milch in sehr kleinen Mengen; sie ist mehr Nahrungsmittel als Getränk.

Erfrischende Getränke:

Pfefferminztee, Lindenblütentee mit Zitrone, Melissentee (wenn Sie sich von alten Gewohnheiten nicht trennen können, dann ersetzen Sie zumindest den Zucker durch Honig).

„Barley-Water" (Gerstengetränk): 50 g Gerste in 2 l Wasser 1 1/2 Std. kochen lassen, dann absieben. Die so gewonnene Flüssigkeit mit dem Saft und Fruchtfleisch einer Zitrone, einem Eßlöffel (EL) Honig und einem EL Apfelsaft vermischen. Dieses gesunde und erfrischende Getränk kann kalt oder warm genossen werden.

Wärmende Getränke:

Schwarztee mit Zimt; gegen Erkältung mit einer Gewürznelke, Zitrone und Honig.

Beruhigende Getränke:

Verbena (duftendes Eisenkraut), Orangenblüten als Tee.

Anregendes Getränk:

Frischen Ingwer in kleine Stücke schneiden und in Honig karamelisieren, Wasser hinzugeben und aufkochen lassen. 5 bis 10 Minuten kochen lassen (je nach der Menge, die Sie zubereiten); ein wenig Beifuß, einige Gewürznelken und schwarze Pfefferkörner dazugeben; einige Minuten stehenlassen, absieben und heiß trinken. Die Mengenverhältnisse nach Geschmack variieren. 3 bis 4 Tassen, in Abständen von morgens bis nachmittags getrunken, werden Ihnen all Ihre Spannkraft wiedergeben und schwarze Gedanken vertreiben.

Einige Rezepte

Das Frühstück ist eine unerläßliche Mahlzeit für einen guten Tagesbeginn. Jeder mag da, je nach seinem Energiebedarf während des Vormittags, seine eigene Zusammenstellung finden. Ich kann nur ein paar Anregungen geben:

Nach Wahl: Vollkornbrot, Kleiebrot, Roggenbrot, Sojabrot, Schwarzbrot, Fünfkornbrot usw.

Butter, hausgemachte Marmelade, Honig, Hartkäse, Trocken- oder Rauchfleisch, weiches oder hartes Ei.

Für Leute, die die Möglichkeit haben, ein gekochtes Frühstück zu bereiten, hier einige Vorschläge:

Haferflocken mit Ingwer

In einem weiten Topf eine Schicht Haferflocken mit einem Teelöffel geriebenen Ingwer bestreuen, Wasser zugeben und das Ganze bei schwacher Hitze kochen lassen, damit die Hitze gut eindringt, ohne daß es anbrennt. Bedecken, aber nicht umrühren.

Frisches Obst (z.B. geriebenen Apfel) oder Sojasoße dazugeben.

Schmeckt ausgezeichnet, reguliert die Verdauung und hält bis zum Mittag vor.

Geröstete Haferflocken mit geriebenen Nüssen

Mit oder ohne Honig und rohe geriebene Früchte.

In einer mit dem Pinsel geölten Pfanne pro Person 2—3 EL Haferflocken anrösten, ganz leicht bräunen lassen, mit geriebenen Wal- oder Haselnüssen überstreuen. Heiß essen.

Gerste mit Ingwer

Rezept wie Haferflocken mit Ingwer.

Birchermüsli

Nach dem bekannten Rezept.

Buchweizenpfannkuchen

Vorbereitung: 75 Min.
Kochzeit: 5 Min.

Für den Salat: Rohkost oder Obst in kleinen Mengen.

Für die Pfannkuchen: 200 g Buchweizenmehl, 130 g Vollkornbrot, 2 Eier, 25 g Hefe, 4 dl Milch, 1 Teelöffel (TL) geriebener Ingwer.

Aus dem Buchweizenmehl und der in lauwarmer Milch aufgelösten Hefe einen sehr dünnen Hefeteig bereiten; 30 Minuten ruhen lassen. Dann die Eigelbe, das Mehl, eine Prise Salz und, wenn der Teig zu dick wird, ein wenig Wasser zugeben und ein zweites Mal mindestens 30 Minuten gehen lassen. Das steifgeschlagene Eiweiß unterziehen und sehr dünne Pfannkuchen backen. Mit Sauerrahm und der Jahreszeit entsprechenden Salaten (darin nicht den Ingwer vergessen) servieren.

Rindfleisch mit vier Gemüsen

Vorbereitung: 20 Min.
Kochzeit: 8 Min.

Für 4 Personen: 600 g Rumpsteak, 1 Stange Lauch, 1 kleiner Sellerie, 3 Karotten, 200 g Sojasprossen, 4 Scheibchen frischer Ingwer (3 mm), 1 Knoblauchzehe, 1 Schalotte, 1 El Sojasoße, 1 TL Paprikapaste, Salz, schwarzer Pfeffer.

Lauch, Kartoffeln und Sellerie in kleine Lamellen schneiden, den Ingwer stifteln.

Die Gemüse, den Ingwer und die Sojasprossen in Maisöl 5 Minuten anbraten und warmstellen.

Das Fleisch in sehr dünne Scheiben schneiden und zusammen mit dem zerdrückten Knoblauch und der Schalotte 3 Minuten anbraten.

Sojasoße und Paprikapaste zugeben. Salzen und pfeffern.

Fleisch und Gemüse vermischen.

Sehr heiß servieren.

Fischsuppe

Vorbereitung: 30 Min.
Kochzeit: 7 Min.

Für 4 Personen: 8 schwarze chinesische Pilze, 2 Karotten, 1 Stengel Lauch, 1 Stengel Sellerie, 150 g Sojasprossen, 1 1/2 l Rindsbrühe, 200 g Krötenfisch, in Würfel geschnitten, 100 g frische Krabben ohne Schalen, 1/2 EL Sojasoße, 1 TL Paprikapaste, schwarzer Pfeffer und Salz, (evtl.) 1 Knoblauchzehe.

Die schwarzen Pilze in lauwarmem Wasser einweichen, nach 30 Minuten die Stiele entfernen.

Gemüse waschen und „en julienne" schneiden (etwa pommes-frites-große Stifte).

Sojasprossen waschen und abtropfen lassen.

Die Fleischbrühe erhitzen. Gleichzeitig den Fisch und alles Gemüse hinzufügen. 7 Minuten kochen lassen.

Mit Sojasoße, Paprikapaste, Salz und Pfeffer abschmecken.

Fünf Gemüse

Vorbereitung: 30 Min.
Kochzeit: 7 Min.

Für 4 Personen: 3 Karotten, 1 Sellerie, 1 Stengel Lauch, 200 g grüne Bohnen oder 1 Brokkoli, 200 g Sojasprossen, 8 chinesische Duftpilze, 1 Knoblauchzehe, 3 Scheibchen frischer Ingwer, 1 EL Sojasoße, 1 TL Paprikapaste (nach Belieben), 3 EL Maisöl.

Die Pilze 30 Minuten in lauwarmem Wasser einweichen, die Stengel entfernen.

Die Pilze in dünne Stifte und die Gemüse in kleine Würfel schneiden. Die Bohnen zwei- bis dreimal durchschneiden.

Pilze, Ingwer und zerdrückten Knoblauch mit den Gemüsen 5 Minuten anbraten. Gut vermischen und mit Sojasoße und Paprikapaste abschmecken. Salzen und pfeffern.

Heiß servieren.

Saint-Jacques-Muscheln

Vorbereitung: 30 Min.
Kochzeit: 15 Min.

Für 4 Personen: 16 schon aus der Schale gelöste Saint-Jacques-Muscheln, 150 g frische Krabben ohne Schale, 30 g schwarze Pilze, 4 kleine Karotten, 2 kleine Zucchinis, 200 g grüne Bohnen, 200 g Sojasprossen, 3 EL Maisöl, 1 TL Paprika, 1 TL Sojasoße, Salz und schwarzer Pfeffer, frische Petersilie.

Die Pilze in ein wenig lauwarmem Wasser einweichen.

Alle Gemüse waschen, in dünne Streifen schneiden, die Bohnen halbieren, die Sojasprossen waschen.

Die Saint-Jacques-Muscheln und die Krabben mit kaltem Wasser abwaschen, abtrocknen und mit Mehl bestreuen.

Die Saint-Jacques-Muscheln 2 Minuten von beiden Seiten in ein wenig Öl anbraten, dann auf eine saugfähige Serviette legen, die Krabben dazugeben und alles im Backofen warmstellen.

Den Rest des Öls in dieselbe Pfanne geben, gut erhitzen und alle Gemüse, außer den Sojasprossen, hineingeben. Gut vermischen und die abgetropften Pilze zufügen. Alles durcheinanderrühren und 12 Minuten garen lassen. Die Sojasprossen zugeben.

Mit Paprika, Salz, schwarzem Pfeffer und Sojasoße abschmecken. Gut umrühren, damit sich alles gut vermischt, dann die Saint-Jacques-Muscheln und die Krabben zugeben. Mit etwas gehackter Petersilie überstreuen.

Mit Reis sehr heiß servieren.

Gebratenes Rindfleisch mit Brokkoli

Vorbereitung: 35 Min.
Kochzeit: 10 Min.

Für 4 Personen: 500 g in ganz feine Lamellen geschnittenes Rumpsteak, 2 EL chinesischer Reiswein (Sake), 2 Eiweiß, 1 EL Mehl, 8 EL Maisöl, 500 g Brokkoli, 2 TL Apfelessig, 1 TL Zucker, 2 TL Sojasoße, 1 Knoblauchzehe (nach Belieben), 1 Schalotte (nach Belieben), Salz, schwarzer Pfeffer.

Sake, Salz und Eiweiß vermischen und die Rumpsteakscheibchen 10 Minuten darin ziehen lassen.

Die Brokkoli waschen, sorgfältig abtropfen lassen und in kleine Röschen zerteilen.

6 EL Maisöl sehr heiß werden lassen und die Rumpsteakscheibchen rasch darin anbräunen; nach Belieben die Knoblauchzehe und die Schalotte hinzufügen.

Apfelessig, Zucker und Sojasoße zufügen und ohne Unterbrechung 2 Minuten lang umrühren.

In einer anderen Pfanne 2 EL Maisöl erhitzen und die Brokkoliröschen darin 3 Minuten bei starker Hitze anbraten. Leicht salzen.

Brokkoli und Fleisch in eine Schüssel geben, mit Salz und schwarzem Pfeffer nachwürzen.

Sehr heiß servieren.

Rindfleisch mit Ingwer und schwarzen Bohnen

Vorbereitung: 20 Min.
Kochzeit: 7 Min.

Für 4 Personen: 700 g Rumpsteak, 100 g chinesische schwarze Bohnen (aus der Dose), 4 Scheiben ganz fein gehackter frischer Ingwer, 2 Knoblauchzehen, 2 Schalotten, 3 EL Maisöl.

Das Fleisch in ganz dünne Scheiben schneiden.

Maisöl erhitzen. Fleisch, Schalotten, Ingwer und Knoblauch 5 Minuten lang im heißen Öl anbraten. Die abgetropften Bohnen zufügen.

Mit Salz, schwarzem Pfeffer und evtl. Paprikapaste nachwürzen. 2 Minuten schmoren lassen.

Heiß servieren.

Gebratene Nieren mit Zucchini

Vorbereitung: 20 Min.
Kochzeit: 15 Min.

Für 4 Personen: 2 mittlere Kalbsnieren, 4 mittlere Zucchini, 1 dl Rindsbrühe, 2 Scheiben frischer Ingwer, 2 Schalotten, 1 Pepperoni, 2 Knoblauchzehen, 2 EL Maisöl, 1 EL Sojasoße, 2 dl Gemüsebrühe, Pfeffer, Salz.

Von den Nieren das Fett entfernen und sie in 1 1/2 cm dicke Scheiben schneiden.

Die Zucchini in dünne Scheiben schneiden, den Ingwer stifteln, Schalotten und Knoblauch feinhacken.

Die Nierenscheiben im sehr heißen Maisöl 1 Minute von jeder Seite anbraten. Im Backofen warmstellen. Auf kleinerer Flamme in derselben Pfanne die Zucchini, den Knoblauch, die Schalotten und den Ingwer verrühren. Nach ein paar Minuten Sojasoße, Gemüsebrühe und Gewürze zugeben und auf kleinem Feuer 10 Minuten kochen lassen.

Die Nieren zugeben und mit Reis heiß servieren.

Chinesische Suppe

Vorbereitung: 20 Min.
Kochzeit: 20 Min.

Für 4 Personen: 1 Zwiebel, 1 Knoblauchzehe, 4 Scheiben frischer Ingwer, 1 EL Maisöl, 1 l Hühnerbrühe, 75 g Glasnudeln, 300 g Hühnerbrust, 2 Zweiglein frischer Koriander, Pfeffer, Salz, Paprikapaste, eine kleine Dolde Kerbel.

Zwiebel, Knoblauch und Ingwer sehr fein hacken. 5 Minuten im Maisöl goldgelb anbraten.

Mit Hühnerbrühe übergießen, aufkochen lassen, die Hühnerbrust zugeben und 15 Minuten kochen lassen. Dann die Nudeln dazugeben. Noch 5 Minuten kochen lassen.

Mit schwarzem Pfeffer und Salz würzen.

Vom Feuer nehmen, und den gewaschenen und gehackten Koriander, nach Belieben 1 TL Paprikapaste und den feingewiegten Kerbel zufügen.

Heiß servieren.

Ente mit fünf Gewürzen

Vorbereitung: 15 Min.
Kochzeit: 75 Min.

Für 4 Personen: 1 fertig vorbereitete Ente von ca. 1700 g, 1 EL Maisöl, 1 TL Salz, schwarzer Pfeffer, 1 kleiner TL Zucker, 1 TL Fünf-Gewürz-

Mischung, 2 geviertelte Schalotten, Leber und Eingeweide der Ente, 3 dl trockener Weißwein.

Den Ofen 15 Minuten vorher auf 300 °C vorheizen. Die Ente in eine genügend große Abtropfpfanne geben, die Sie zuvor mit Maisöl ausgerieben haben. Das Innere der Ente salzen und pfeffern.

Ungefähr 30 Minuten lang bei 250 °C mit dem Braten der Ente beginnen. Die Ente jede Viertelstunde ausgiebig mit dem abtropfenden Fett begießen.

In einem Schüsselchen die Fünf-Gewürz-Mischung, den Zucker und 1 EL Wasser verrühren. Die Ente nach etwa 45 Minuten Bratzeit so gut wie möglich von Fett befreien und mit Hilfe eines Pinsels mit der Gewürzmischung bestreichen. Schalotten, Leber und Eingeweide dazugeben.

In der letzten Viertelstunde Bratzeit den Weißwein aufgießen und die Ente ein letztes Mal mit der Gewürzmischung einpinseln. Mit Salz und schwarzem Pfeffer nachwürzen.

Lange Bohnen, gebraten

Vorbereitung: 15 Min.
Kochzeit: 10 Min.

Für 4 Personen: 500 g lange Bohnen, 3 EL Maisöl, 1 zerdrückte Knoblauchzehe (nach Belieben), 1/2 TL feingeriebener frischer Ingwer, 1 TL Sesamöl, 1/2 TL Salz, einige Blätter (frischer) Basilikum.

Die Bohnen waschen und in 5 cm lange Stücke schneiden. In einer Pfanne das Maisöl sehr heiß werden lassen, den Ingwer, den Knoblauch und die Bohnen unter ständigem Rühren 10 Minuten lang braten.

Sesamöl und Salz zufügen. Die Basilikumblätter kommen im letzten Augenblick dazu.

Sehr heiß servieren.

Einige Pflanzen

Aubergine (Solanum melongena)

Die Aubergine hat verschiedene Farben, von weißgelb bis dunkelviolett. Sie ist nicht ganz unschädlich: Wenn sie über längere Zeit hinweg verzehrt wird, führt das zu Verdauungsstörungen und Beeinträchtigungen des Uterus.

Wirkungen:
— erfrischend
— abführend
— harntreibend
— beruhigend

Durch ihre weiche Konsistenz und ihr Wachstum ist die Aubergine Yin, also kühlend. Ihrer Farbe nach wirkt sie auf verschiedene Organe: das Weiß auf die Lungen, das Gelb auf die Milz, Purpur auf den Blutkreislauf, Dunkelviolett auf die Nieren.

Zerdrückt und mit Essig vermischt verwendet man sie für kühlende Kompressen bei Abszessen und rissigen Brustwarzen

Der zu Asche verbrannte Stengel findet in der Behandlung von Darmblutungen, Hämorrhoiden und Zahnschmerzen Verwendung.

Wurzel, Stengel und Blätter der getrockneten Pflanze werden in einer Abkochung zum Auswaschen von Wunden verwendet; diese Abkochung wirkt zusammenziehend bei Blasenblutungen und anderen Hämorrhagien.

Buchweizen (Polygonum fagopyrum L., Fagopyrum esculentum)

Das Buchweizenkorn sieht aus wie das alte Lichtsymbol, eine spitz zulaufende dreiflächige Pyramide. Diese Beziehung zum Licht kann man in der Tatsache wiederfinden, daß Buchweizen bei manchen Menschen Hautkrankheiten hervorrufen kann, wenn sie sich lange der Sonne aussetzen.

Wirkungen:
— nahrhaft
— stärkend
— stopfend bei Durchfall
— aktiviert den Haarwuchs

Buchweizen ist leicht verdaulich und dabei sehr nahrhaft. Er empfiehlt sich also für Menschen mit sensiblen Verdauungsorganen und für Kranke. Wie Reis zubereitet und gut gewürzt, schmeckt er sehr angenehm.

Buchweizenmehl, unter anderes Mehl gemischt, macht Gebäck oder Pfannkuchen knusprig und nahrhaft.

Fenchel (Foeniculum vulgare Mill)

Fenchel regt die Ausschüttung der Verdauungssäfte an und erleichtert die Verdauung.

Wirkungen
— magenstärkend
— blähungstreibend
— anregend

— milchbildend
— schleimlösend
— harntreibend

Die Wirkung der essentiellen Öle von Fenchel, Petersilie, Karotten, Kümmel, Anis, Koriander usw. auf Magen, Därme, Lungen und Schleimhäute ist wohlbekannt; sie regen durch ihre Yang-Natur den Blutkreislauf und den ganzen Stoffwechsel an.

Wenn die tägliche Nahrung der Kinder regelmäßig ein wenig Fenchel enthält, hilft das, eine schwache Konstitution zu stärken. Bei Blähungen verabreicht man einen Tee aus Fenchel; bei Koliken fügt man ein wenig heiße Milch hinzu. Fencheltee wird auch dazu verwendet, gereizte Augen zu baden.

Fenchel ist wie Salbei, Kamille, Thymian, Huflattich usw. eine Heilpflanze, die in Erkältungstees verwendet wird.

Gerste (Hordeum vulgare L.)

Gerste findet man in verschiedenen Formen auf dem Markt:

geschält: das von seiner Hülse befreite Korn,

geperlt: das Korn ist geschält und gebleicht und dann mechanisch poliert

Gerstengrütze: grobes, getrocknetes Mehl

Gerstenflocken: das, was bleibt, wenn die enthülste Gerste zerquetscht und zur Auflösung des Mehls gesiebt worden ist

gekeimte Gerste

Malz: gekeimte Gerste, die zur Bierherstellung verwendet wird

geröstetes Malz: Kaffee

Enthülste Gerste ist sehr nahrhaft, wirkt vorbeugend bei Fieber, gibt dem Organismus Kraft und macht ihn widerstandsfähig. Im Speiseplan unserer Kinder kann sie den in unserer Zeit so verbreiteten Bindegewebeschwächen vorbeugen oder abhelfen. Eine Abkochung aus Gerste (das berühmte „Barley-Water" der Engländer, siehe „Getränke") ergibt ein erfrischendes und bei Fieber schleimlösendes Getränk. Auch hilft eine Gerstenabkochung gut gegen chronischen Durchfall, Blasenkatarrh, Steinbildungen, Beeinträchtigungen der Leber und der Milz, Bronchitis, Hautkrankheiten, Bleichsucht und Rachitis.

Malz wirkt ebenfalls sehr nahrhaft, beruhigend und wiederherstellend und ist in allen obengenannten Krankheiten angezeigt.

Ginseng (Panax ginseng)

Ginseng ist eine Wurzel, die eine menschliche Form hat; sie wächst ursprünglich in den höheren Lagen der Berge Chinas, und man schreibt ihr verjüngende Eigenschaften zu. Man bereitet daraus Liköre und Tees, und sie ist in vielen Heilmitteln enthalten.

Es ist bis jetzt nicht möglich gewesen, durch chemische Analysen die Existenz irgendeines Wirkstoffes nachzuweisen. Die westliche Wissenschaft versucht erfolglos, das Ganze in seinen Teilen zu analysieren und die einzelnen Stoffe zu isolieren, wohingegen die Chinesen eine Einheit sehen und sie als solche einschätzen.

Dennoch ist es angebracht, vor den unzähligen sehr kostspieligen Ginsengpräparaten zu warnen, die seit einiger Zeit unser Land überschwemmen. Dieser Ginseng wird in Korea angebaut, es handelt sich dabei also nicht mehr um die wildwachsenden Wurzeln, sondern um Pflanzen, deren Wachstum stimuliert wurde. Sie sind deshalb von minderer Qualität.

Wir treffen hier vielleicht auf eine gewisse Magie, die sich auf die menschliche Form der Ginsengwurzel beruft, um ihr deshalb eine wohltätige Wirkung auf den Menschen beizumessen; gleichzeitig kommt auch die östliche Philosophie ins Spiel, die dem reifen und weisen Alter die Ehre gibt, nicht dem Überschwang der Jugend; sie strebt folglich nach einer Verlängerung des Lebens.

Man weiß, daß manche chinesischen Kaiser Vermögen ausgaben, um eine Substanz zu finden, die es ihnen erlauben würde, ewig zu leben. Da die chinesische Philosophie die friedliche Koexistenz von realistischen wie mystischen Konzepten gestattet, haben andere, aufgeklärtere Kaiser ihren Alchimisten den Lohn gekürzt, indem sie erklärten:

„Trotz aller unsterblich machenden Substanzen hat noch niemand dem Tod entgehen können!"

Gurke (Cucumis sativus)

Die Gurke wurde in China während der Han-Dynastie (206 v. Chr. bis 221 n. Chr.) von Chang Chien eingeführt. Zu großer Konsum von Gurken ist schädlich.

Wirkungen (durch ihre Yin-Natur):
— erfrischend
— harntreibend

Man kann aus der Gurke eine Salbe zur Behandlung von Hautkrankheiten, Verbrennungen und Erhitzungen bereiten.

Saft aus den Blättern der Gurkenpflanze kann bei starken Magenverstimmungen der Kinder als Brechmittel verwendet werden.

Die zerdrückte Wurzel wird verwendet, um Schwellungen bei Verwundungen durch Igelstacheln zu mildern. Gurken ißt man roh oder salzig eingelegt. Die bei uns kultivierten stehen im Ruf, stark abführend zu wirken, was auf ihre Yin-Wirkung, die die Verdauung abkühlt, zurückzuführen ist.

Hafer (Avena sativa L.)

Hafer regt die Entwicklung des Willens an und verstärkt das cholerische Temperament. Das Korn reift am äußersten Ende der Pflanze, sehr beweglich an einem Stengelchen aufgehängt und nach unten zurückfallend. Der Hafer hat also einen Einfluß auf das bewegliche Element, die Leber und die Muskeln. Wie der Hafer jedoch sowohl Yin als auch Yang in sich vereint, so wirkt er durch seine grauweißliche Farbe auch gleichzeitig auf Nieren (Nervensystem und Harnabsonderung) und Lungen (Haut und Allgemeinbefinden).

Wirkungen
— anregend auf das Nervensystem
— erfrischend, harntreibend
— kräftigend
— intellektuell anregend

Hafer ist reich an Mineralstoffen; das macht ihn zu einem ausgezeichneten Grundnahrungsmittel für Kinder. Haferbrei ist gut für Magen, Därme, Leber und Nieren. Hafer wirkt ähnlich wie Insulin und ist deshalb Diabetikern zu empfehlen. Bei Rekonvaleszenz nach einer langen Krankheit, bei Appetitmangel und Durchfall (besonders bei Kindern) sowie bei Erkrankungen von Hals und Lungen bringt eine Hafersuppe einen wieder „gut auf die Beine". Haferstroh wird als Tee gegen Husten verwendet (morgens und abends je eine Tasse) oder als Badezusatz bei Rheumatismus, Hexenschuß, Lähmungen und Beeinträchtigungen der Leber. Um chronisch kalte Füße zu heilen, macht man Fußbäder mit Haferstroh und wickelt die Füße hinterher gut ein; sie werden durch diese Behandlung gestärkt.

Hirse (Milium effusum L.)

Das Hirsekorn ist klein, rund und fest und geht beim Kochen keine mehlige Verbindung ein, da es seiner Natur nach Yang ist, gekochte Hirse ist krümelig (Yin-Natur würde eine breiige Konsistenz ergeben).

Aus der gelben Farbe kann man schließen, daß die Hirse ein beträchtliches Energievolumen produziert, das auf Magen und Milz wirkt und sich dann auf Lungen und Nieren verteilt; sie hat daher eine anregende Wirkung auf Haut, Nägel, Haare und Zähne. Auswirkungen von Kondensation (Yin) bestimmter Gewebe (Krebs, Arteriosklerose) werden durch Hirse also vermindert.

Wirkungen
— belebend auf die Haut
— stärkend für Zähne, Nägel und Haare

— zusammenziehend
— ausgleichend auf die Nerven

Hirse enthält viele Mineralien, unter anderem Fluor und Silizium, was — auf westliche Weise — ihren günstigen Einfluß auf die Haut und besonders auf die Zähne erklärt.

Wenn die Hirse auch nicht sehr nahrhaft ist, so ist es doch angebracht, sie zumindest von Zeit zu Zeit in unseren Speiseplan aufzunehmen.

Ingwer (Zingiber)

Ingwer ist eine außen gelblichbraune und innen hellgelbe Wurzelknolle. Sie wird in vielen orientalischen Ländern kultiviert und stammt aus China.

Die frische Wurzel, gerieben oder kleingeschnitten, hat einen pfefferartigen Geschmack; dieser ist in gemahlenem Ingwer, der aus der trockenen Wurzel gewonnen wird, noch stärker.

Die frische Wurzel ist sehr feucht. In einem feuchten Tuch oder einer Tonkugel kühl aufbewahrt, hält sie sich mehrere Tage frisch. Man kann Ingwer auch in einem Blumentopf wachsen lassen: Man pflanzt ein Stück der frischen Wurzel ein, und bei reichlichem wöchentlichen Gießen entwickelt sie sowohl Blätter wie auch die Wurzelknolle. Man kann für die Mahlzeiten ein kleines Stück von der Wurzel abschneiden und sie anschließend wieder in die Erde tun.

Die Wurzel wächst horizontal in der Erde, und aufgrund ihres scharfen Geschmacks, ihrer gelben Farbe und ihrer festen Konsistenz — lauter Yang-Eigenschaften — wird ihr eine wärmende Yang-Wirkung auf Milz und Magen beigemessen. Das Wenige an Säure in dieser Wurzel (Yin) wirkt beruhigend auf die Leber.

Wirkungen
— erleichtert die Verdauung durch Erwärmung
— allgemein anregend

Die frische geriebene Wurzel dient zum Würzen fast aller Gemüse, Fleischspeisen, Suppen, Salate und sogar Süßspeisen. Ingwerpulver findet hauptsächlich beim Backen Verwendung; wenn Sie jedoch keine frische Wurzel zur Hand haben, können Sie sich damit behelfen.

Karotte (Daucus carota L.)

Die Karotte unterstützt den Fettstoffwechsel. Deshalb wurden früher zu fettem Essen immer Karotten serviert.

Wirkungen:
— allgemein stärkend
— stoffwechselanregend
— wachstumsanregend
— führt Mineralien zu
— wiederbelebend
— antikariös
— antirheumatisch
— antiseptisch auf die Darmbakterien

Die Karotte ist eine tiefreichende Wurzel, deren Wirkung sich auf die Nieren und die Milz erstreckt. Ihr süßer Geschmack ordnet sie dem Yang und dem Nahrhaften zu

Es empfiehlt sich, die Karotten nicht zu schälen. Für die Kinder sollte man Süßigkeiten durch rohe Karotten ersetzen. Karotten wirken vorbeugend gegen Karies und Parodontose und anregend auf Wachstum, Gedächtnis und Konzentrationsfähigkeit. Bei Karotinmangel ist eine allgemeine Schwäche und ein Wachstumsstillstand zu beobachten.

Bei Erkältungen empfiehlt es sich, Karotten, Salate, Spinat, Äpfel, Radieschen, Rettiche und Wacholderbeeren ins Menu aufzunehmen; bei vorzeitigem Altern oder auch nur zur Vorbeugung eines altersbedingten Abbaus der Körperkräfte soll man jeden Tag Karotten, Hafer und Äpfel essen. In einer Klinik wurde ermittelt, daß das Allgemeinbefinden von Krebskranken, die nur mit Karottensaft ernährt wurden, sich deutlich besserte.

Einziger Nachteil: Wenn Sie sehr viele Karotten essen, kann Ihr Teint eine gelbliche Färbung annehmen. Dieser kleine Nachteil wird jedoch aufgewogen durch die Tatsache, daß die Karotte auch Falten vorbeugt.

Kohl (Brassica oleracea L.)

Kohl ist bei vielen Erkrankungen ein wertvolles Nahrungs- und Heilmittel. Bei äußerlicher Anwendung heilen zerdrückte Kohlblätter viele (sogar eitrige) Wunden und Abszesse.

Wirkungen:
Innere Anwendung: darmdesinfizierend, regulierend auf die Darmfunktion, harntreibend.
Äußere Anwendung: unterstützt die Entgiftung und die Heilung von Wunden, Abszessen und Ekzemen.

Viele Jahrhunderte lang ist der Kohl ein Volksheilmittel gewesen. Unglücklicherweise hat die gewinnsüchtige Informationspolitik der Lebensmittel- und Pharmaindustrie das Ansehen des Kohls sehr gemindert. So wird er allgemein als schlecht verdaulich betrachtet; er ist jedoch ganz im Gegenteil sehr gut verdaulich. Durch zu langes Kochen im Wasser wird er weniger gut verdaulich.

Sauerkraut, vorzugsweise roh und nicht gewaschen, ist ein Darmdesinfiziens und allgemeines Stärkungsmittel. Kohl wächst nicht in der Nachbarschaft von Wein, denn die beiden Pflanzen sind ganz und gar gegensätzlich: Kohl ist eine sehr starke und erdige Pflanze, während der Wein einen gewundenen Stamm hat und Zweige, die eine Stütze brauchen. Der Einfluß, den die beiden Pflanzen auf den Menschen haben, zeugt von ihrer gegensätzlichen Natur: Kohl wirkt durch seine Yang-Natur stärkend, Wein schwächt. Das könnte zumindest teilweise die ernüchternde Wirkung des Kohls erklären. Interessant wäre auch, eine Parallele zu ziehen zwischen der antirheumatischen Wirkung des Kohls und der gichtfördernden Wirkung des Weins, die vom dominierenden Yang bzw. Yin ihrer Wachstumsform herrühren.

Es gibt verschiedene Arten des Kohls: Die bei uns verbreitetste ist der „gewöhnliche" Weißkohl. Die konzentrische, aufwärtsstrebende Anordnung seiner Blätter setzt ihn in Beziehung mit den Lungen, der Haut und den Därmen. Dadurch, daß er die Lungenenergie stärkt, stärkt er indirekt auch die Nieren, daher die harntreibende Wirkung.

Kürbis (Cucurbita moschata, Cucurbita pepo)

Es gibt mehrere Varianten davon, darunter kugelige, zylindrische und gurkenförmige.

Wirkungen (aufgrund seiner Yin-Natur, die sich aus der Form, der Konsistenz und dem Wachstum ergibt):
— erfrischend
— abführend
— harntreibend

Das gekochte Kürbisfleisch läßt sich mit der Süßkartoffel vergleichen. Mit Schweinefleisch gekocht ist der Kürbis zu empfehlen; mit Hammelfleisch zusammen gilt er als schädlich.

Linsen (Ervum lens)

Linsen sind bei uns so gut bekannt, daß es nicht notwendig ist, sie zu beschreiben. Was weniger bekannt ist: wenn man sie in mäßigen Mengen ißt, sind sie sehr gut verdaulich!

Wirkung:
— sehr nahrhaft

Menschen, die zuviel sitzen, bekommen von Linsen leicht Blähungen; für sie ist es vorteilhaft, sie in geringen Mengen zu essen, aber gut gewürzt mit aromatischen Kräutern (den Ingwer nicht vergessen). Kräuter und Gewürze bilden das Gegengewicht zur Yin-Natur der Linsen und machen sie leichter verdaulich. Nur wenn sie zu lange im Verdauungsapparat verbleiben, entstehen Blähungen und Leberbeschwerden.

Es ist im übrigen ein absoluter Irrtum, zu glauben, man ernähre sich besser, wenn man große Mengen ißt — im Gegenteil sollte man immer nur kleine Mengen verschiedener Nahrungsmittel zu sich nehmen.

Mais (Zea mays L.)

Mais ist eine erstaunliche Pflanze, wenn man die Schnelligkeit ihres Wachstums betrachtet: Es dauert nicht länger als zwei Monate, bis aus dem Maiskorn eine voll ausgereifte Pflanze gewachsen ist.

Wirkungen:
— nahrhaft
— stärkend
— belebend

Mais ist sowohl Nahrungsmittel wie auch Medikament. Die Stempel der weiblichen Blüten werden in den Tinkturen gegen Blasenentzündung verwendet und um bei Herzkrankheiten, Steinbildungen und Nierenbeckenentzündung die Harnabsonderung zu erhöhen.

In gewissen tropischen Ländern enthält der Mais ein Alkaloid, das die Eingeborenen als Rauschmittel verwenden. Bei uns ist der Mais als Tierfutter verbreitet, aber auch in Form von Mehl für Polenta und als trockene Körner zur Herstellung von Pop-Corn. Nicht überall bekannt, aber sehr gut ist es, den ganzen Kolben entweder in Salzwasser zu kochen oder auf dem Holzkohlengrill zu braten.

Melone (Cucumis melo)

Davon gibt es verschiedene Arten, manche mehlig, manche fest und in ihrem Fruchtfleisch eher den Gurken ähnlich. Die Melonen, die man im Orient findet, sind im allgemeinen weniger saftig als die westlichen, aber alle sind aromatisch und duftend. Auch in Form und Größe variieren sie von der kleinen, ovalen Melone, die man in einer Hand halten kann, bis zur großen, die lang ist wie eine Gurke. Das Äußere der Melone kann hellgelb sein, gelbgrün oder ein klares Grün, manchmal mit Streifen.

Durch ihr Wachstum, ihre Form und ihre Konsistenz sind die Melonen ihrer Natur nach Yin.

Wirkungen:
— erfrischend
— harntreibend
— ernüchternd

Wenn man zuviel davon ißt, rufen Melonen Pickel, Wechselfieber und allgemeine Schwäche hervor. Wenn man in der sommerlichen Hitze Melonen ißt, so ist das ein vorbeugendes Mittel gegen Sonnenstich, was durch ihre sehr erfrischende Wirkung zu erklären ist.

Die Melonenkerne sind magenstärkend, eiweißbildend und werden als aufbauendes Mittel betrachtet. In der traditionellen chinesischen Pharmakologie werden sie bei Magenkrebs, eitrigen Entzündungen der Speiseröhre und (in entölter Form) bei Blutungen verschrieben.

In den alten chinesischen Texten werden die Eigenschaften der Melonenstiele sehr gepriesen: Sie wirken gegen Wassersucht der Unterhautgewebe (Ödeme), die durch eine sehr ansteckende Art von Darmparasiten hervorgerufen wird, bei starken Magenverstimmungen, wenn man zuviel Obst gegessen hat, bei der Behandlung von Nasenpolypen, Gelbsucht, Schnupfen und allen Erkältungen; vermischt mit Moschus und *Asarum sieboldi* stellen sie den Geruchssinn wieder her.

Melonenblüten finden in der Behandlung von hartnäckigem Husten Verwendung.

Petersilie (Petroselinum sativum Hoffm.)

Im Altertum wurde die Petersilie als Heilpflanze verwendet. Heute gebraucht man sie eher als Würzkraut.

Ihre Wurzel ist geformt wie eine winzige Karotte, die sich tief in die Erde eingräbt. Wir haben gesehen, daß der tiefste Teil der Wurzel den Nieren entspricht, und können auf östliche Weise davon ableiten, daß die Petersilienwurzel auf die Nieren wirken muß. Blätter und Blüten der Pflanze sind sehr gezackt und deuten auf eine sehr dynamische und sich verflüchtigende Wachstumskraft hin, also auf eine Yang-Natur. Die Pflanze enthält unter anderem Mangan, das, auch wenn es in sehr geringen Mengen eingenommen wird, eine immunisierende Wirkung hat.

Wirkungen:
— harntreibend
— belebend auf Gehirn und Gedächtnis
— blutreinigend
— verdauungsfördernd
— menstruationsfördernd
— blähungstreibend
— aktivierend bei der Entbindung
— schmerzstillend bei Nieren-, Blasen-, Unterleibs- und Rückenschmerzen
— löst Blutansammlungen in der Leber auf
— treibt Nierensteine aus

Petersilie stimuliert durch ihre Yang-Wirkung die Produktion der Yin-Energie der Nieren, die so der Leber zu Verfügung gestellt wird. Eine gestörte Leber ist verantwortlich für Krämpfe und Entzündungen im Urogenitalbereich, für Unterleibs- und Rückenschmerzen, und die von der Niere gesandte Yin-Energie kann den Blutstau der Leber auflösen und ihre Funktionen harmonisieren.

Die verdauungsfördernde Wirkung beruht auf der kreislaufanregenden Kraft der Pflanze, deren Wurzel in der Tiefe einer reichen Erde die Substanzen schöpft, die sie für ihr Wachstum braucht.

Man verwendet alle Teile der Pflanze.

Reis (Oryza sativa L.)

Es gibt verschiedene Arten von Reis, die sich sowohl in der Form (mehr oder weniger langkörnig) als auch in ihrem Wachstum (im Wasser oder auf der Erde) unterscheiden. Im Fernen Osten nimmt der gekochte Reis den gleichen Platz ein wie bei uns das Brot.

Wirkungen:
Gekochter körniger Reis:
— stopfend
— vermindert Angst- und Durstgefühle
— harmonisiert die Magengase
— läßt das Fleisch wachsen

Reisabsud:
— schmiert die Därme
— beruhigend bei entzündlichen, fiebrigen Zuständen

Reisschleim:
— stärkt die Willenskraft
— macht Sicht und Gehör klar
— harntreibend
— stärkt das Lebensprinzip

Gekochter Reis als Hauptnahrungsmittel kann zu „wärmend" sein und in Extremfällen bei Menschen, Katzen, Hunden und Pferden Lähmungserscheinungen hervorrufen. Das Wasser, in dem der Reis gewaschen wurde, hat eine kühlende Wirkung in Fällen von Ruhr; es wird auch dazu verwendet, infizierte Wunden auszuwaschen. Das Wasser, in dem der Reis gekocht wurde, wird als blutkühlend und entwässernd betrachtet. Es wird in Fällen von blutigem Erbrechen, Nasenbluten und nach übermäßiger Einnahme von Medikamenten verwendet. Da es sich um lösliche Substanzen (Yin) handelt, ist ihre Wirkung kühlend und entwässernd.

Reisschleim wird bei Fieber als harntreibendes Mittel verwendet. Eine Bouillon aus geröstetem Reis ist gut für den Magen und behebt die schlechte Laune, die man von einem Zuviel an mehliger Nahrung bekommt.

Im großen und ganzen entspricht der Reis dem phlegmatischen Temperament. Während seines Wachstums ist er den Einflüssen von Sonne und Wasser ausgesetzt. Er hat somit eine umfassende Wirkung auf den menschlichen Organismus und beeinflußt sowohl das Yin wie auch das Yang.

Roggen (Secale cereale L.)

Das Roggenkorn ist grüngrau, länglich, ziemlich hart und hat keine Hülse.

Wirkungen:
— antisklerotisch
— erleichtert die Ausscheidung organischer Abfallstoffe
— darmverstärkend
— blutverflüssigend

Roggen steht im Ruf, schwerer verdaulich zu sein als Weizen. Aber gerade weil er den Verdauungsorganen viel Arbeit abverlangt, ist er so nahrhaft. Sich ernähren heißt nicht nur, dem Organismus bestimmte Substanzen zuführen, es heißt auch, die Kräfte des Organismus anregen. Und je stärker diese Anregung ist, je mehr können diese Kräfte sich entwickeln.

Im übrigen kann man den Roggen, um ihn leichter verdaulich zu machen, trocknen oder dörren, vor dem Kochen einweichen und ihn mit Kräutern würzen. Roggenbrot oder (wie körniger Reis) gekochter Roggen empfiehlt sich besonders für Menschen, die zuviel sitzen, und zum Ausgleich für eine „moderne", d.h. stark raffinierte Nahrung (Auszugsmehl, Zucker, industrielle Fette).

Roggenmehl verwendet man für Breiumschläge und Kompressen. Auch ergibt Roggenmehl mit Honig vermischt eine ausgezeichnete bläschenziehende Salbe, und Kompressen aus Roggenmehl mit Salz sind ein wunderbares Heilmittel bei Gesichtsrose. Bei chronischer Bronchitis soll man dreimal im Jahr eine Kur mit Roggenmehlsuppe machen, der man ein Eigelb und einen Eßlöffel Butter zugibt.

Sellerie (Apium graveolens L.)

Sellerie wird üblicherweise entweder als Gemüse oder als Würzmittel roh oder gekocht verwendet.

Wirkungen:
- harntreibend
- antirheumatisch
- unterstützend für die Verdauung
- nervenstärkend

Seit frühesten Zeiten wurde Sellerie bei allen Krankheiten empfohlen, die mit dem Wasser zu tun haben: Rheumatismus, Gicht, Nieren- und Blasenerkrankungen, aber auch bei Asthma und Lungenkatarrhen.

Die Sellerieknolle wächst dicht am Erdboden, ist von gelber Farbe und fester Konsistenz, also ziemlich Yang. Sie wirkt zunächst auf die Milz und die Verdauung, indem sie die Energieproduktion steigert. Der Geschmack ist leicht scharf und sauer, ein wenig bitter und salzig, woraus eine Wirkung auf Nieren und Nervensystem resultiert. Die anregende Wirkung auf Nieren und Milz schlägt sich in den Knochengeweben und dem Fleisch nieder, daher die antirheumatische Wirkung.

Sojabohne (Glycine hispida)

Es gibt zahlreiche Varianten der Sojabohne, die sich in ihrer Größe und Farbe unterscheiden. Je nach Farbe ist, wie wir es in den Gesetzen der fünf Elemente gesehen haben, die Wirkung eine andere. So wirkt die grüne Sojabohne zunächst auf die Leber, die schwarze auf die Nieren, die gelbe auf Milz und Bauchspeicheldrüse, die weiße auf die Lungen.

Man kann Sojabohnen keimen lassen, um Sojasprossen zu erhalten. Andererseits wird daraus auch die Sojasoße gewonnen, ein unerläßliches Gewürz in der chinesischen, japanischen und vietnamesischen Küche. Man macht daraus auch Sojamilch und Tofu sowie Sojaöl.

Sojasprossen wirken antirheumatisch und abführend, lösend und aufbauend und beeinflussen den Haarwuchs und den Säureabbau. Die Forschung hat erwiesen, daß die Sojabohne viermal mehr Kalorien enthält als Rindfleisch.

Wassermelone (Citrullus vulgaris)

Die im 10. Jahrhundert aus der Mongolei nach China eingeführte Wassermelone wird auf chinesisch „Melone des Westens" genannt. Sie ist sehr saftig, aber weniger groß, weniger süß und weniger duftend als die amerikanische Art. Je nach Art ist ihr Fruchtfleisch weiß, rot oder gelb; die Kerne sind weiß, rot, braun oder schwarz. Die Variante mit rotem Fruchtfleisch und schwarzen Kernen ist die, die am stärksten duftet.

Sie ist ihrer Natur nach Yin (weiche und saftige Frucht).

Sie kann Durchfall und asiatische Cholera hervorrufen.

Die getrocknete, verbrannte und zu Pulver zerriebene Schale wird zur Behandlung von Wunden der Maul- und Klauenseuche verwendet, da sie auf eine zu stark erhitzte Energie abkühlend wirkt.

Die Kerne wirken beruhigend und blähungstreibend. In den chinesischen Teeläden werden von früh bis spät gesalzene und geröstete Melonenkerne geknabbert. Man zerbeißt die Schale zwischen den Zähnen, um den Samen herauszuholen, und entledigt sich der Schalen, indem man sie ausspuckt.

Diese schwarzen Kerne wirken auf die Nieren. Geröstet sind sie weniger Yin und harmonischer für den Energiehaushalt.

Weintrauben (Vitis vinifera)

Manche Autoren sagen, daß die Pflanze in der Han-Dynastie von General Chang Chien (120—125 v.Chr.) in China eingeführt wurde; andere meinen, sie sei schon lange vorher bekannt gewesen.

Im *Pen-ts'ao*, dem berühmten chinesischen Pflanzenführer, wird die Weintraube beschrieben als:

— stärkend durch ihren süßen Geschmack
— kühlend durch ihre Yin-Natur (saftige, weiche Frucht)
— aufbauend durch ihren süßen Geschmack
— harntreibend durch ihre Yin-Natur
— hemmend auf Steinbildungen durch ihre Yin-Natur
— und bei Pocken bringt sie den Ausschlag zum Ausbrechen.

Eine Abkochung von Weinblättern wird bei Cholera- und Schwangerschaftserbrechen und bei Gefahr einer Fehlgeburt empfohlen. Sie wirkt auch harntreibend und hilft gegen Wassersucht. Die Wurzel ist ziemlich tiefreichend und hat eine starke Wirkung auf den Wasserhaushalt. Sie ist also ein Nierentonikum und hat dadurch auch eine beruhigende Wirkung auf die Leber und hilft bei durch die Leber verursachtem Erbrechen.

Wein und Branntwein

Der eine wird durch Gärung erzeugt, der andere durch zusätzliche Destillation. Wein wird üblicherweise aus gepreßtem und mit Hefe versetztem Traubensaft hergestellt oder aus Rosinen. Branntwein entsteht durch die anschließende Destillation des Weins; er wird, auch wenn er nicht sehr stark ist, als Gift betrachtet, denn er ist sehr berauschend. Er ist zu Yang und läßt zu viel heiße Energie nach oben steigen.

Wein kann bei Nierenerkrankungen helfen und die Gesichtsfarbe verbessern.

Die anregenden Eigenschaften des Branntweins, in kleinen Mengen genossen, stillen das Hungergefühl, regen den Intellekt an und beruhigen die Nervenzentren. Außerdem hat er wärmende Eigenschaften.

Selbstverständlich dürfen Wein und Branntwein nur in Maßen genossen werden, und man sollte auf keinen Fall die Mahlzeiten darin ertränken, um die Wirkung der Verdauungssäfte nicht zu beeinträchtigen.

Weizen (Triticum vulgare Vill.)

Weizen ist uns in Form von Mehl vertraut, das wir zur Herstellung von Brot und Gebäck verwenden. Die Pflanze wächst ganz gerade hinauf, strebt der Sonne zu, was sie ihrer Natur nach Yang macht. Die gelbbräunliche Farbe weist auf ihre nährende und anregende Wirkung auf Milz und Nieren hin.

Wirkungen:
— nahrhaft
— harntreibend
— blutstillend
— anregend auf die Fruchtbarkeit

Es versteht sich von selbst, daß das volle Korn des Weizens und das aus dem vollen Korn gewonnene Mehl vorzuziehen sind, da das aktive Prinzip nur in der Hülse und im Keim des Korns anzutreffen ist. Nur das volle Korn enthält alle Substanzen, die für seine Verdauung wesentlich sind. Wenn dem Mehl künstlich ein paar Vitamine zugesetzt werden, so kann das all die Substanzen, die schon vor dem Mahlen mit der Hülse und dem Keim entfernt werden, nicht vollwertig ersetzen.

Wenn Sie Ihrem Birchermüsli ein paar Weizenkeime zufügen, gibt Ihnen das ein angenehmes und dauerhaftes Sättigungsgefühl. Da Weizenkeime leicht abführend wirken, gehen Sie damit für Ihre schlanke Linie kein Risiko ein.

Übrigens eignen sich alle Getreidearten sehr gut zum Keimen (mit Wasser bedecken, bei Zimmertemperatur nicht zu hell stehenlassen, das Wasser jeden Tag wechseln; die Keime sind fertig, wenn sie etwa 1/2 cm Länge erreicht haben).

Weizenkleie kann man für Bäder verwenden; sie hat bei Hautkrankheiten und Allergien eine beruhigende Wirkung auf die Haut.

Altbackenes (Vollkorn-)Weizenbrot empfiehlt sich bei Durchfall, chronischer Ruhr, Weißfluß, starker Menstruation und übermäßigem Schwitzen.

Zwiebel (Allium cepa)

Die Zwiebel wird als sehr Yang betrachtet, zum Teil vielleicht wegen ihrer flüchtigen Substanzen, die „in die Nase steigen". Zum anderen deutet ihre weiße Farbe auf einen Zusammenhang mit den Lungen und dem Dickdarm hin und ihre grünliche Farbe auf eine Verbindung mit der Leber. Menschen mit zu viel Hitze in den Lungen oder der Leber und Menschen mit Blähungen sollten nicht viel rohe Zwiebel essen. Da die Zwiebel in der Erde wächst, entfaltet sie roh genossen auch eine Wirkung auf die Nieren; gekocht wirkt sie wärmend auf den Verdauungsapparat.

Wirkungen:
— antiseptisch
— harntreibend
— allgemein anregend
— antirheumatisch

Die Zwiebel ist ja bei uns ein allseits geschätztes Lebensmittel, dessen Tugenden in allen Büchern und Zeitschriften gepriesen werden, und man kann sich da auch nicht irren; weshalb also noch mehr darüber sagen.

Literaturverzeichnis

Hübotter, Prof. Dr. u. Dr. Franz, *Chinesisch-Tibetische Pharmakologie und Rezeptur,* Karl F. Haug Verlag, Ulm/Donau, 1957.

Keys, John D., *Chinese Herbs,* Charles E. Tuttle, Rutland-Vermont, Tokyo-Japan, 1976.

Schauenberg, Paul u. Paris, Ferdinand, *Guide des Plantes Médicinales,* Delachaux & Niestlé, Neuchâtel-Suisse, Paris, 2. Aufl. 1974.

Flück, Hans, *Herbes Médicinales,* Delauchaux & Niestlé, Neuchâtel-Suisse, Paris, 2. Aufl. 1975.

Valnet, Dr. Jean, *Traitement des maladies par les légumes, les fruits et les céréales,* Maloine, Paris, 1971.

Roi, Jacques, S.J., *Traité des plantes médicinales chinoises,* Lechevalier, Paris, 1955

Batelière, Grange, *Les plantes médicinales,* Grange Batelière, Paris, 1969.

Hertwig, Hugo, *Knaurs Heilpflanzenbuch,* Knaur, München, 1974.

Dragendorff, Dr. med. u. Dr. phil. Georg, *Die Heilpflanzen der verschiedenen Völker und Zeiten,* Enke, Stuttgart, 1898.

National Academy of Sciences, Washington D.C., *Herbal Pharmacology in the Peoples Republic of China,* 1975.

Madaus, Gerhard, *Lehrbuch der biologischen Heilmittel,* Olms-Verlag, Hildesheim, New York, 1976.

Stuart, Rey, M.D.G.A., *Chinese Materia Medica, Vegetable Kingdom,* Southern Materials Center, Inc., Taipei, 1976.

Read, Bernard E., *Chinese Materia Medica, Animal Drugs,* Southern Materials Center, Inc., Taipei, 1976.
Kosteletzky, Prof. Dr. B. F., *Allgemeine medizinisch-pharmazeutische Flora,* Heinrich Hoff, Mannheim, 1831.
Schneider, Dr. med. Ernst, *Nutze die heilkräftigen Pflanzen,* Saatkorn-Verlag, Hamburg, 1963.
Quinche, Robert, *Petit guide panoramique des plantes aromatiques et condiments,* Delachaux & Niestlé, Neuchâtel-Suisse, Paris, 1977.
Renzenbrink, Udo, *Zeitgemässe Getreide-Ernährung,* Geering-Verlag, Goetheanum, Dornach/Schweiz, 2. Aufl. 1976.
Simonis, W.-Chr., *Die niederen Heilpflanzen,* Haug Verlag, Heidelberg, 1970.
Hildegard von Bingen, *Naturkunde,* Otto Müller Verlag, Salzburg, 2. Aufl. 1974.
Kariyone, Tatsuo, *Atlas of Medicinal Plants,* Nihon Rinshosha Ltd., Osaka, Japan, 1974.
Guillaumin, A., *Les fleurs des jardins,* Paul Lechevalier, Paris, 1929.
Gadeceau, Emile, *Les fleurs des moissons, des cultures du bord des routes et des décombres,* Paul Lechevalier, Paris, 1914.
Gatin, C.-L., *Les fleurs des bois,* Paul Lechevalier, Paris, 1913.
Camus, A., *Les fleurs des marais, des tourbières, des cours d'eau, des lacs et des étangs,* o.O., o.J.
Schlegel, Emil, *Religion der Arznei,* Madaus, Radebeul-Dresden, 3.Aufl. 1933.
Kneipp, Sebastian, *Pflanzen-Atlas,* Josef Kösel'sche Buchhandlung, Kempten, 1892 Ausgabe II, 1908 Ausgabe III.
Michaelis, Adolf-Alfred, *Pflanzenheilkunde-Gebauer,* Schwetschke, Halle a.d. Saale, 1942.
Meyer, Dr. Ernst, *Pflanzliche Therapie,* Thieme, Leipzig, 1935.
Treitel, Gerda-Ilse, *Beiträge zur Pharmakognosie der Cruciferae,* Stetten, Basel, 1938.
Zimmer, Dr. Hans, *Signaturen in der Volksmedizin,* Paul Rohrmoser, Radebeul-Dresden, 1939.
Schulz, Dr. Hugo, *Vorlesungen über Wirkung und Anwendung der deutschen Arzneipflanzen,* Thieme, Leipzig, 2. Aufl. 1929.

Rogler, August, *Kräutersegen,* Hippolyt-Verlag Wien, St. Pölten, München, ca. 1965.
Ulsamer, Johann Alfred, *Haus-Apotheke,* Josef Kösel'sche Buchhandlung, Kempten und München, 12. Aufl. 1919.
Kneipp, Pfr. Künzle, Pfr. Dinand u.a., *Die heilkräftigsten Pflanzen: CHRUT und UCHRUT,* Neuenschwander'sche Verlagsbuchhandlung, Weinfelden, o.J.
Schlemmer, Dr. André, *Ma méthode naturelle en médecine,* Editions du Seuil, Paris, 1969.
Hauschka, Rudolf, *Heilmittellehre,* Klostermann, Frankfurt a.M., 2. Aufl. 1974.
Hauschka, Rudolf, *Ernährungslehre,* Klostermann, Frankfurt a.M., 5. Aufl. 1974.
Hauschka, Rudolf, *Substanzlehre,* Klostermann, Frankfurt a.M., 5. Aufl. 1974.
Zwinger, Dr. Theodor, *Kräuter-Buch,* gedruckt und verlegt durch Jacob Bertsche, Basel, 1696.